图书在版编目（CIP）数据

肘关节外科手术诊断与治疗/李智勇主编. —广州：中山大学出版社，2016.7
ISBN 978 – 7 – 306 – 05514 – 9

Ⅰ. ①肘…　Ⅱ. ①李…　Ⅲ. ①肘关节—外科手术　Ⅳ. ①R687. 4

中国版本图书馆 CIP 数据核字（2015）第 264955 号

出 版 人：徐　劲
策划编辑：曾育林
责任编辑：曾育林
封面设计：曾　斌
责任校对：马霄行
责任技编：黄少伟
出版发行：中山大学出版社
电　　话：编辑部 020 – 84111996，84113349，84111997，84110779
　　　　　发行部 020 – 84111998，84111981，84111160
地　　址：广州市新港西路 135 号
邮　　编：510275　　　　　　传　真：020 – 84036565
网　　址：http://www. zsup. com. cn　E-mail：zdcbs@ mail. sysu. edu. cn
印 刷 者：广州家联印刷有限公司
规　　格：787mm×1092mm　1/16　8.75 印张　210 千字
版次印次：2016 年 7 月第 1 版　　2016 年 7 月第 1 次印刷
定　　价：108. 00 元

肘关节外科手术
诊断与治疗

ZHOUGUANJIE WAIKE SHOUSHU
ZHENDUAN YU ZHILIAO

李智勇　主编

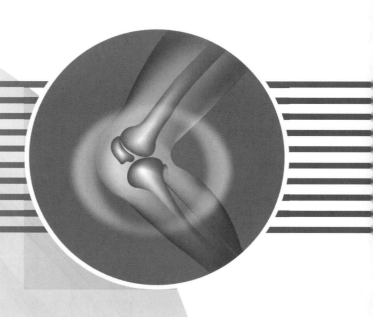

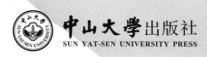
中山大學出版社
SUN YAT-SEN UNIVERSITY PRESS

·广州·

编　委　会

主　编　李智勇

副主编　陈郁鲜

编　者　庄　泽　梁堂钊　任建华　何容涵

　　　　　张文辉　苏守文　袁国辉　路云翔

　　　　　彭　优　王　哲　刘凯华　黎建文

目　　录

第一章　肘关节解剖

肘关节属于复合关节，由肱尺关节、桡头关节和近端尺桡关节构成，三个关节由关节囊韧带包被组成结构网以实现肘关节的伸屈和前臂旋转功能。见图1-1、图1-2。本章将概述与肘关节活动和功能相关的骨骼和韧带解剖特点。

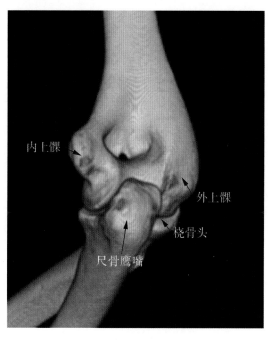

图1-1　肘关节后面现

一、肘关节骨骼解剖特点

肘关节是上肢的枢纽，衔接着上臂与前臂，由肱骨远端和桡骨、尺骨近端所组成。在体表上能够观察和触摸到的肘关节表面结构包括内、外上髁和尺骨鹰嘴，在肘部远端，肘外侧可触及桡骨头，前臂旋前和旋后时还可触及桡骨头的活动和轮廓。这些骨性标志现已成为临床体格检查的基础。肱骨远端内、外上髁向两侧分开，增加了肱骨远端在内外侧平面上的直径，而内上髁的关节面则向内侧和外侧突出，增加了与尺骨近端所组成的肱尺关节的内在稳定性。每一个髁的关节面都与其相对应的部分（尺、桡骨近端）组成了关节。见图1-2、图1-3。

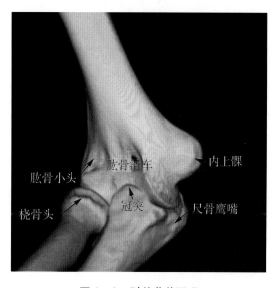

图1-2　肘关节前面现

而非关节面的内、外上髁，即髁上缘的终末端则成为旋前-屈肌和旋后-伸肌的起点（图1-3）。肱骨远端的前方有冠突窝和桡骨窝，在完全屈肘时分别容纳尺骨的冠突和桡骨头。肱、尺、桡三块骨形成肱尺关节、肱桡关节和桡尺近侧关节三个关节，共同包被在一个关节囊内，其中尺骨近端由后方的鹰嘴、前方的冠突和半月切迹所组成，与肱骨滑车相关节，属于蜗状关节[1-3]，是肘关节的主体部分（图1-4）；肱骨小头与桡骨头凹构成肱桡关节，属球窝关节（图1-5）；桡骨头环状关节面与尺骨的桡骨切

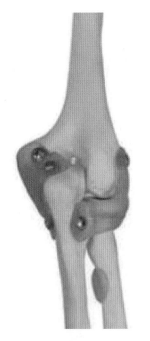

图1-3 肱骨内、外上髁

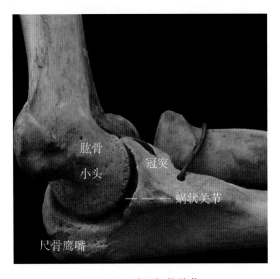

图1-4 肱尺蜗状关节

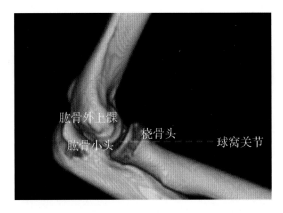

图1-5 肱桡球窝关节是肌肉附着的关键部位

迹构成桡尺近侧关节,属车轴关节。由于肘关节里包含了3种不同类型的关节,故称为复合关节。肘关节的肱尺关节可沿略斜的额状轴做屈伸运动;桡尺近侧关节与桡尺远侧关节是必须同时运动的联合关节,共司前臂的旋转运动;肱桡关节虽属球窝关节,但只能配合上述两关节的活动,即与肱尺关节一起,共同进行屈伸运动,配合桡尺近侧关节进行垂直轴的旋转运动,但却不具备矢状轴的内收、外展运动的能力。

当肘关节伸直时,肱骨内、外上髁与尺骨鹰嘴尖恰位于一条直线上,屈肘时则形成以鹰嘴尖为顶角的等腰三角形(图1-6),临床上常以此鉴别肘关节脱位或肱骨髁上骨折。当肘关节伸直、前臂处于旋后位时,上臂与前臂并不在一条直线上,前臂的远侧端偏向外侧,二者之间形成一向外开放的钝角,称为提携角[4-5](图1-7),由肱骨与尺骨长轴在冠状面上构成,正常男性为10°～15°,女性为20°～25°。尺骨鹰嘴的开度是指鹰嘴、喙突的连线与尺骨纵轴的夹

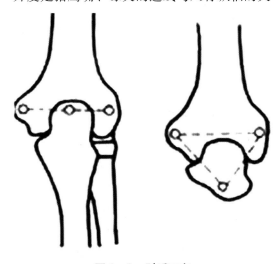

图1-6 肘后三角

角，正常约为30°（图1-8）。这个开角减小会降低肱尺关节骨性稳定。

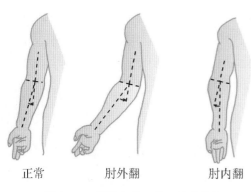

正常　　　　肘外翻　　　　肘内翻

图1-7　提携角的正常、异常状态

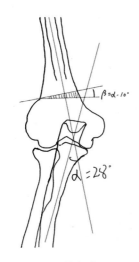

图1-8　尺骨鹰嘴开度（α）

二、肘关节的韧带结构

韧带像坚强的绳索一样连接骨骼，给关节提供稳定性。肘关节的韧带是关节囊的增厚部分，肘关节有4个主要韧带：内侧是尺侧副韧带，连接尺骨和肱骨；外侧是桡侧副韧带，连接桡骨和肱骨；另外两个韧带是环状韧带和方形韧带，连接尺、桡骨（图1-9）。肱尺关节、肱桡关节、桡尺近侧关节由肘关节的关节囊包裹在同一个关节腔内，在特定部位有纤维组织增强，形成肘关节周围的关节囊。关节囊附着于各关节面附近的骨面上，肱骨内、外上髁，肱骨髁均位于囊外。见图1-10。关节囊前后松弛薄弱，两侧紧张增厚形成侧副韧带。桡骨头周围有环状韧带围绕。肘关节侧方则形成侧副韧带。其中最为重要的是尺侧副韧带的前束[6-8]，它起于肱骨内上髁，止于冠突内侧面的小结节；尺侧副韧带的次要部分则止于尺骨鹰嘴的内侧面。而外侧副韧带则类似于扇形结构，起于肱骨外上髁，止于桡骨的环状韧带。在桡骨头周围有桡骨环状韧带，附着于尺骨的桡骨切迹的前后缘，此韧带同切迹一起形成一个漏斗形的骨纤维环，包绕桡骨头[9]。4岁以下的幼儿，桡骨头发育不全，

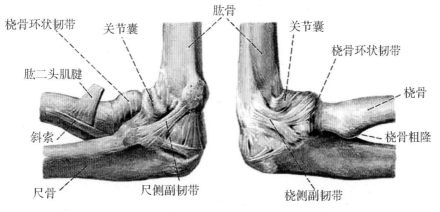

桡骨环状韧带　　关节囊　　　　肱骨　　　关节囊

肱二头肌腱　　　　　　　　　　　　　　桡骨环状韧带

斜索　　　　　　　　　　　　　　　　　桡骨

尺骨　　　　尺侧副韧带　　　桡骨粗隆

桡侧副韧带

图1-9　肘关节内侧、外侧面观及韧带的展示
左：内侧面观；右：外侧面观

且环状韧带较松弛，故当肘关节伸直位牵拉前臂时，易发生桡骨头半脱位。前方则有肱肌止于冠突和尺骨结节。

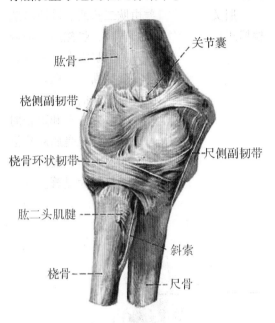

图 1-10　肘关节囊前面观

内侧副韧带（MCL）即尺侧副韧带，由三部分组成，即前束、后束和横束。见图1-11。尺侧副韧带的肱骨止点在内上髁的前下部，前束比后束更突出，止于尺骨冠突和大半月切迹，有对抗肘关节外翻的作用。也有些学者将前束再细分为前、中央和后三部分。后束较纤细，成扇形止于尺骨鹰嘴的后内侧。横束变异较大，在肘关节的稳定中所起作用不大[6,8]。

外侧副韧带（LCL）复合体也同样由三部分组成，即桡骨环状韧带、桡侧副韧带、尺外侧副韧带。见图1-12。起于肱骨外侧髁，是维持肘关节屈曲最为重要的结构。桡骨环状韧带止于小半月切迹的前后缘，其漏斗形状有助于在开始旋后时稳定桡骨近端，桡侧副韧带的外侧部分和桡骨环状韧带合在一起，保证了桡骨头的稳定性，间接稳定肱尺关节。尺外侧副韧带止于尺骨旋后嵴，是肘关节内翻和旋转的

重要稳定结构。外侧副韧带的损伤是肘关节脱位的重要原因[6-8,10-11]。

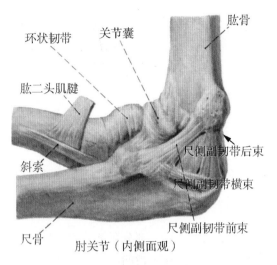

图 1-11　肘关节内侧副韧带组成

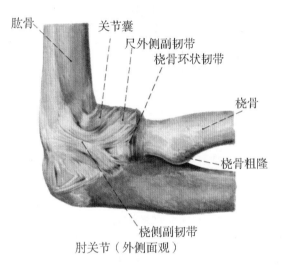

图 1-12　肘关节外侧副韧带组成

三、肘关节滑囊

滑囊是充满液体的小囊，可以减少两个组织间的摩擦力并保护骨组织。肘关节周围有两个较重要的滑囊——鹰嘴滑囊和肱三头肌肌腱下囊，最大的是肘关节后面的尺骨鹰嘴滑囊。正常时，滑囊里面有很少液体，当其发炎时滑囊里面液体量增多，也就是常见的鹰嘴滑囊炎。见图1-13。

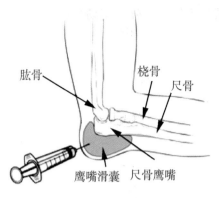

图 1 – 13　鹰嘴滑囊炎

四、肘关节周围肌肉组织

　　跨越肘关节的大部分肌肉的作用在于前臂的旋转以及腕和手指的屈伸，仅少部分负责肘关节的活动。在处于正常解剖结构和肌肉活性的前提下，这些肌肉通过对关节面的加压而起到稳定关节的作用。

　　肘关节周围的肌肉主要分伸肌和屈肌两大肌群。伸肌主要是肱三头肌，三头肌由长头、内侧头和外侧头三部分组成，因为肱三头肌接近肘关节活动时，其力臂小，止于鹰嘴。肘肌是附着在环状韧带和桡骨头上的肘关节后外侧肌肉，其功能欠清，但从其起于

外上髁止于尺骨的分布推测，它的作用在于限制肘关节内翻及后外旋转稳定作用[12-14]。见图 1 – 14。

　　肘关节屈曲肌群由肱二头肌、肱肌和肱桡肌组成。肱二头肌力臂长，虽然肌腹横截面小，但其力学优势在屈肌中是较为显著的。相比而言，肱肌的横截面大，但是力臂短，力学优势在三者中是最弱的，推测肱肌在肘关节中的作用主要是前方支撑和阻止肘关节出现后方半脱位。而肱桡肌是屈肌群里横截面最小的，该肌肉是肘关节中最重要的屈肌，在屈肘时的力学优势最为显著。见图 1 – 15。

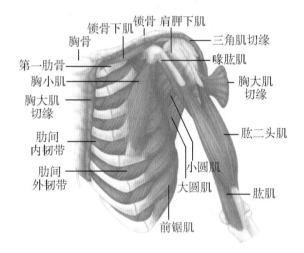

图 1 – 15　肘关节屈肌群

五、肘关节周围血管神经

　　肘关节周围的神经主要有分布在外侧的桡神经，前方的正中神经和后方的尺神经。正中神经起源于臂丛的内侧、外侧束，与肱动脉伴行，沿肱二头肌内侧缘伴肱动脉下行至肘窝，穿旋前圆肌后，于前臂指深浅屈肌间下行。正中神经在上臂没有分支，在前臂分出分支支配旋前圆肌、桡侧腕屈肌、指浅屈肌和指深屈肌。在手部支配第一、二蚓状肌，拇短展肌，拇对掌肌和拇短屈肌。见图 1 – 16。

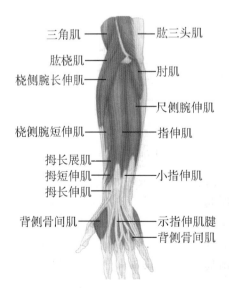

图 1 – 14　肘关节伸肌群

5

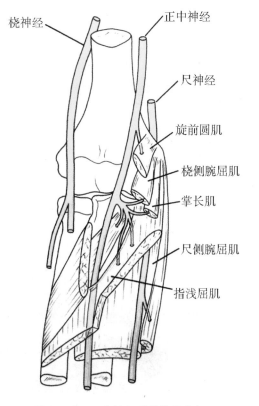

图 1－16　正中神经肘关节处走行

桡神经起自臂丛后束，位于腋动脉第三段后方，在上臂上 1/3 紧贴骨面绕过肱骨后方发出肌支支配肱三头肌外侧头，在肱骨外上髁上方穿外侧肌间隔，至肱肌和肱桡肌之间，在此分为浅支（感觉支）和深支（运动支），浅支经肱桡肌深面下行，于腕关节上 7 cm 处转向腕关节桡背侧下行至手部。深支穿旋后肌至前臂后区，改名为骨间后神经，穿出旋后肌后的分支变异很大。桡神经在上臂的分支相对较多，主要发出皮神经、肌支和支配肘关节的关节支。对桡神经分支的分布的足够认识是避免上臂手术误伤的关键。见图 1－17。

尺神经起源于臂丛神经的内侧束，经腋窝到达上臂内侧，在肱动脉的内侧向远端走行，在上臂的下 1/3 处穿过内侧肌间隔，转向肘关节的内侧。经肱骨内上髁与尺骨鹰嘴形成的尺神经沟到达前臂，走行于肘部内侧柱的肘管内。尺神经在上臂没有分支，在肘

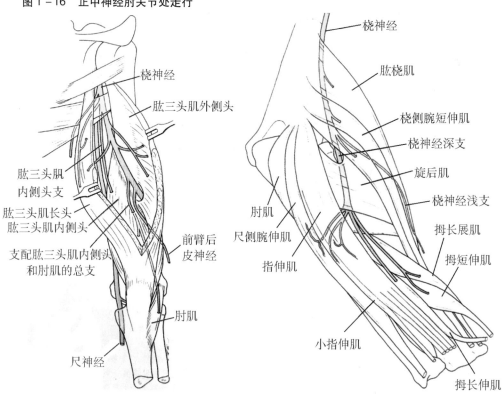

图 1－17　桡神经肘关节处走行

关节远侧发出分支支配尺侧腕屈肌和指深屈肌尺侧半，在进行肘部手术时要加以注意并保护之。见图1-18。

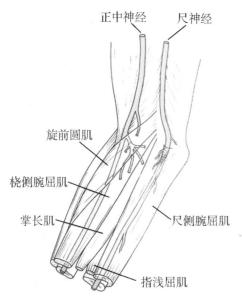

图1-18　尺神经肘关节处走行

　　肘部最为关键的血管是肱动脉，肱动脉在肘窝处分成桡动脉和尺动脉，桡动脉在肱二头肌腱内侧，然后在旋后肌和旋前圆肌浅层下行，尺动脉在旋前圆肌深层穿行，走行在尺侧腕屈肌和指浅屈肌间。见图1-19。

六、肘关节的生物力学

　　肘关节属于具备屈伸和旋前旋后功能的铰链式关节，在伸肘位屈肘肌以最大的等长收缩时，关节受到的总负荷（即关节接触力）相当于体重的2～3倍。通过比较屈肘与伸肘时的关节力，发现伸肘时关节的负荷比屈肘时要大，主要是因为伸肘肌的力臂短，屈肘肌的力臂长，当前臂的重力不变时，伸肘肌必须发挥更大的作用才能达到平衡，从而使关节受到的负荷也较大。肌肉收缩力大小还与肌肉开始收缩时的长度有关（长度—张力关系）。关节由伸肘位开始屈肘时，屈肘肌的长度最长，其效率应该最高，但在屈肘位，屈肘肌的力臂比伸肘位加长，因此屈肘肌的效率增加。力臂长短的不同比肌肉长度的变化对屈肘效率的影响更大，所以屈肘肌在屈肘位比伸肘位耐受的负荷更大。当用手或前臂抓持重物或上举重物时，推测肱尺关节或肱桡关节均分担某些载荷，但二者承担载荷的比率与肘部处于何种位置有何关系仍不清楚。Morrey等[15]通过

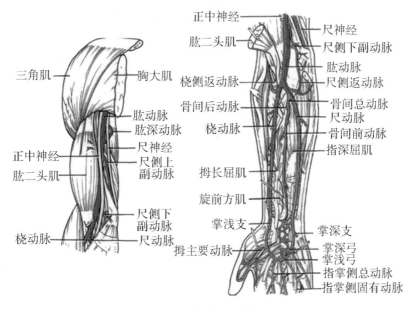

图1-19　肘关节血管神经分布

尸体研究认为，前臂旋转时肱桡关节的接触有所改变，自旋后位向旋前位活动时，骨间膜由紧张向纵向压缩过度，推测骨间膜的中央束在应力分布上发挥了一定作用，但具体机制仍不清楚。

肘关节各关节面的弧度是肘关节运动范围的骨性基础。肱骨滑车关节面的弧度约为330°，尺骨滑车切迹关节面的弧度约为190°，两者相差大约为140°。肱骨小头关节面的弧度约为180°，桡骨头关节面弧度约为40°，其差额也在140°左右。这是正常肘关节的伸屈范围。肱骨滑车和肱骨小头的关节面轮廓在矢状面上接近正圆形。在肘关节伸屈过程中，其旋转中心的轨迹分布在肱骨小头中心 1～2 mm 的范围内，一般可把它看作一条直线。前臂的旋转活动是围绕桡骨头中心到尺骨远端关节面旋转中心连线进行的。正常人前臂可旋前 70°～85°，旋后 75°～90°，活动范围约 175°。前臂的旋转活动除上尺桡关节参与外，还有下尺桡关节参与活动。

肘关节的稳定性由肘关节的骨性结构及关节囊韧带共同维持。我们可把肘关节看作是一个由前、后、内、外四柱结构组成的一个完整稳定环。前柱包括冠突、肱肌、前关节囊，后柱包括鹰嘴突、三头肌、后关节囊，内侧柱由内侧副韧带（MCL）、冠突、内髁或内上髁组成，外侧柱则由桡骨头、肱骨小头和外侧副韧带（LCL）组成。此环的组成部分破坏时，肘部稳定性即下降。放射学检查显示有一个柱的结构破坏时，需要考虑柱的对应部分亦可能受累。肘关节稳定主要取决于肱尺关节，它不仅保证了前后稳定，也提供了内外及旋转稳定。尽管对影响此关节的稳定结构尚未进行深入研究，但鹰嘴对抗各种载荷的相关作用研究表明其与尺骨近端的切除范围呈线性关系。鹰嘴和肱骨远端的关节面至少保留 30% 以上，这也是侧副韧带附着的位置，以维持肱尺关节的稳定。桡骨头具有传导负荷及稳定关节的作用。尸体研究表明不管肘处于何种位置，桡骨头均传导手和前臂至肱骨的负荷[16]。当前臂处于旋前、伸肘位时，肱桡关节具有最大接触面积并传导最大负荷；即使将骨间膜切断，肱桡关节仍传导手和前臂至肱骨载荷的 60%。侧副韧带损伤后，肱桡关节骨性结构对肘部稳定起重要作用。尸体研究证实当内侧副韧带前束完整时，切除桡骨头对肘部动力学影响有限；当内侧副韧带完全受损时，切除桡骨头将严重破坏肘部稳定并可致脱位，虽然此种不稳定可由肌肉收缩来部分代偿，但仍会严重影响肘部功能。有研究表明 50% 的关节稳定由侧副韧带提供，另 50% 由骨性结构提供。实验资料表明，内侧副韧带（MCL）完整时，桡骨头对抗外翻应力的作用最小[17,18]；MCL 薄弱或撕裂后，保持肱桡关节的完整可有效对抗外翻应力，由此可得出对抗外翻应力的最主要结构不是完整的桡骨头，而是内侧副韧带，换言之，桡骨头是防止外翻不稳定的重要辅助结构。若 MCL 保持完整，桡骨头对抗外翻应力的作用很小，但 MCL 薄弱或撕裂后，桡骨头则成为一个重要的稳定结构。内侧副韧带后束及中间束仅表现为关节囊轻度增厚，但前束可以完整地解剖分离。一系列尸体研究表明，MCL 前束在不同屈肘状态下提供 1/3～1/2 的抗外翻应力；完全伸肘时，前关节囊紧张，关节囊及周围软组织提供了 40% 的抗外翻应力和 1/3 的抗内翻应力，这主要归功于前关节囊。也有人认为，在屈肘 0°～20° 时，外翻稳定主要由骨性结构维持，MCL 的作用有限；屈肘 20°～125° 时，MCL 是维持外翻稳定的重要结构。外侧副韧带（lateral collateral ligament，LCL）起自外上髁肱尺旋转轴线，止于环状韧带，后者将桡骨头固定于尺骨近端桡骨切迹。一些学者着力强调其尺骨止点而将其称为外侧尺侧副韧带（lateral ulnar collateral ligament，LUCL）。

大部分未伴骨折的复发性肘脱位的原因是LCL损伤后导致的肘关节后外侧旋转不稳定。

参 考 文 献

［1］ WERNER F W, AN K N. 1994. Biomechanics of the elbow and forearm. Hand Clin, 10: 357 – 373.

［2］ WERNER S I, FLEISIG G S, DILLMAN C J. 2003. Biomechanics of the elbow during baseball pitching. Orthop Sports PhysTher, 17: 274 – 278.

［3］ BERNSTEIN A D, JAZRAWI L M, ROKITO A S, ZUCKERMAN J D. 2000. Elbow joint biomechanics: basic science and clinical applications. Orthopedics, 23: 1293 – 1301.

［4］ PARASKEVAS G, PAPAZIGAS B, et al. 2004. Study of the carrying angle of the human elbow joint in full extension: a morphometric analysis. Surg Radiol Anat, 26: 19 – 23.

［5］ AN K N, MORREY B F, CHAO E Y. 1984. Carrying angle of the human elbow joint. J Orthop Res, 1: 369 – 378.

［6］ POMINANOWSKI S, O'DRISCOLL S W, NEALE P G, et al. 2001. The effect of forearm rotation on laxity and stability of the elbow. Clin Biomech, 16: 401 – 407.

［7］ FLORIS S, OLSEN B S, DALSTRA M, et al. 1998. The medial collateral ligament of the elbow joint: anatomy and kinematics. J Shoulder Elbow Surg, 4: 345 – 351.

［8］ RAEGAN W D, KORINEK S L, MORREY B F, AN K N. 1991. Biomechanical study of ligaments around the elbow joint. Clin Orthop Relat Res, 271: 170 – 179.

［9］ O'DRISCOLL S W, MORREY B F, AN K N. 1990. Intraarticular pressure and capacity of the elbow. Arthroscopy, 6: 100 – 103.

［10］ DUNNING C E, ZARZOUR Z D, PATTERSON S D, et al. 2001. Ligamentous stabilizers against posterolateral rotatory instability of the elbow. J Bone Joint Surg Am, 83: 1823 – 1828.

［11］ OLSEN B S, SOJBJERG J O, DALSTRA M, SNEPPEN O. 1996. Kinematics of the lateral ligamentous constraints of the elbow joint. J Shoulder Elbow Surg, 5: 333 – 341.

［12］ AN K, MORREY B F. 2000. Biomechanics of the elbow. In: Morrey BF (ed) The elbow and its disorder, 3rd edn. W. B. Saunders, Philadelphia, pp. 43 – 60.

［13］ AN K N, HUI F C, MORREY B F, et al. 1981. Muscles across the elbow joint: A biomechanics analysis. J Biomech, 14: 659 – 669.

［14］ FUNK D A, AN K N, MORREY B F, DAUBE J R. 1987. Electromyographic analysis of muscles across the elbow joint. J Orthop Res, 5: 529 – 538.

［15］ MORREY B F, AN K N. 2005. Stability of the elbow: Osseous constraints. J Shoulder Elbow Surg 14 ［1 Suppl S］, 174S – 178S.

［16］ MORREY B F, AN KN. 1983. Articular and ligamentous contributions to the stability of the elbow joint. Am J Sports Med, 5: 315 – 319.

［17］ CALLAWAY G H, FILED L D, DENG X H, et al. 1997. Biomechanical evaluation of the medial ulnar collateral ligament. J Hand Surg Am, 79: 1223 – 1232.

［18］ SOJBJERG J O, OVESEN J, NIELSEN S. 1987. Experimental elbow instability after transection of the medial collateral ligament. Clin Orthop Relat Res, 218: 186 – 190.

（编者：陈郁鲜）

第二章　肘关节手术切开入路

肘关节包括肱骨滑车与尺骨滑车切迹组成的肱尺关节、肱骨小头和桡骨关节凹组成的肱桡关节以及桡骨环状关节面与尺骨桡切迹组成的桡尺近侧关节。三关节包裹在同一关节囊内，前二者司屈伸，后者司回旋，构成复合的车轴 – 屈成关节。针对不同的手术要求，学者们设计了各式手术入路，从方位上分主要有前、后、内、外4种不同入路，具体如下：

一、肘关节前方入路

肘关节前方有肱动脉和肱静脉、正中神经等通过，因容易损伤这些组织故前方显露途径较少采用，主要用于显露肘窝部的血管神经结构，特别用于肱动脉及正中神经前方探查。肘前区皮肤较薄，存在一个三角形凹陷，为肘窝。肘窝的上界为肱骨内、外上髁的连线，下外侧界为肱桡肌，下内侧界为旋前圆肌，窝顶为肘前筋膜及肱二头肌腱膜，窝底由肱肌与旋后肌组成，再后方即为肘关节囊。当屈肘成直角、前臂极度旋后时，于肘窝中部可明显摸到肱二头肌腱及其腱膜，在腱的内侧，可扪及肱动脉的搏动，并可用触及内侧的正中神经。切口以肘关节前侧为中心，向上下各延长 5 cm，宜作"S"形切口，以防止瘢痕形成，影响肘关节的功能。肘窝前方有丰富的静脉网，头静脉、贵要静脉和肘正中静脉在此吻合，可形成"H"形、"N"形、"V"形等。结扎浅静脉时，注意保留一些静脉，以免影响术后肢体回流出现肿胀。肘关节前方入路又可分为肘关节前内入路和前外入路，分别在肘前方的偏内或偏外获得[1]。

（一）肘关节前内侧入路

该入路需要探查暴露肱动静脉和正中神经，操作比较复杂，但能够直接显露肘关节前内侧结构，无须切断前臂屈肌的起点和做肱骨内髁截骨，也不会损伤内侧副韧带结构。对冠突骨折的固定显露最为直接，也方便其内固定处理。单纯的冠突骨折或恐怖三联征多使用此入路。

手术方式：

切开深筋膜，沿肱二头肌内侧沟进入，切断肱二头肌腱膜，在肱二头肌和肱肌之间寻找正中神经与肱动脉，正中神经在肱动脉的内侧，将其向内侧牵开，结扎肱动脉和肱静脉在内侧的分支。顺肱肌肌束方向即可显露肱骨干的远端、前关节囊的内侧和冠突结构。注意避免损伤正中神经在内侧的肌支。见图 2 – 1。

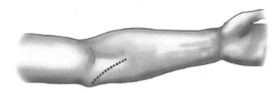

图 2 – 1　肘关节前内侧入路体表标示

（二）肘关节前外侧入路

该入路可充分显露肘关节的外侧 1/2，尤其是肱骨小头和桡骨近端 1/3 的前面。但需要小心避免损伤桡神经和前臂外侧皮神经。

手术方式：

在肘关节前方偏外侧行一"S"形的切口。自肘横纹上 5 cm、肱二头肌的外侧缘开始，沿肱二头肌的外侧缘行向远端，然后向下延续切口，向内侧弯曲且沿肱桡肌的内侧缘延长（图2-2）。辨认前臂外侧皮神经（肌皮神经的感觉支），在它与肱肌交汇处，于肱二头肌肌腱以远5 cm、臂的外侧穿出深筋膜，将它和内侧皮瓣一起翻开。沿肱桡肌的内侧缘切开深筋膜，在近端肘关节水平，于肱肌和肱桡肌之间辨认桡神经，桡神经紧贴肱肌的外侧缘，向下沿关节囊的桡侧，直至旋后肌的Frohse弓。随桡神经向远端，沿肌间隙直到分为3个终末支：骨间后神经进入旋后肌，感觉支于肱桡肌后向前臂下行，支配桡侧腕短伸肌的运动支发出后立即进入该肌内。结扎桡动脉的返支和在肘下进入肱肌的肌肉支，以便充分地翻开肌肉，这样也便于使沿前臂近端1/3下行至旋前圆肌上的桡动脉向内侧牵开[2]。在桡神经（外侧）和肱肌（内侧）之间，关节囊的前方做一纵向切口以显露肱骨小头和肘关节外侧室。将前臂充分旋后来显露桡骨近端；注意旋后肌的起点移向前方，切开旋后肌的起点达骨面，紧靠肱二头肌附着点的外侧，行骨膜下剥离，完全显露桡骨的近端。因为骨间后神经在旋后肌内缠绕桡骨颈，所以在显露的过程中容易受损伤。为防止该神经损伤，应确保旋后肌在前臂旋后的情况下将其从桡骨附着点剥离下来，见图2-3。

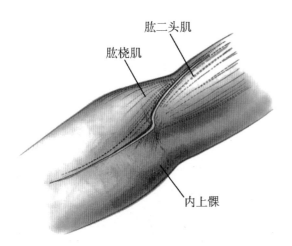

图2-2　肘关节前外侧入路体表标示

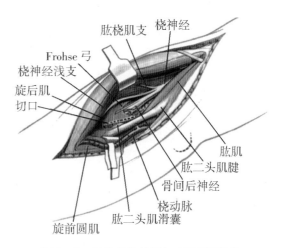

图2-3　肘关节前外侧入路可暴露结构

二、肘关节外侧入路

肘关节外侧入路包括常规肘关节外侧入路和肘关节"J"形外侧入路。肘关节外侧入路主要显露肘关节的外侧结构，包括肱骨外髁、肘关节外侧关节间隙和桡骨头等结构。根据显露的部位不同，有两种切口显露最为常见。其中常规肘关节外侧入路，可较好显露肱骨外髁结构，而肘关节外侧"J"形入路则可较好显露桡骨头结构。

（一）常规肘关节外侧入路

常规外侧入路是显露肱骨外髁良好的入路，因为伸肌总腱附着在外髁偏上，故不会形成障碍。

手术方法：

切口起自肱骨外上髁近侧5 cm，向远侧经肱骨外上髁，延向前臂前外侧约2 cm。如果单纯显露肱骨外髁，则顺肱骨外髁上缘，肱三头肌与肱桡肌肌间隙，纵向切开骨膜，在肱骨外髁的前后方分离，可充分显露肱骨外髁[3-5]。在切口的近端要注意防止损伤桡神经，此神经在该处进入肱二头肌和肱桡肌肌间隙。如果需要显露肘关节外侧部分，可向下从肱骨外上髁剥离伸肌总腱的起点，或向远侧翻转伸肌总腱，切开关节囊，则可充分显露肘关节的外侧。见图2-4。

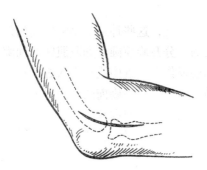

图2-4　肘关节外侧入路体表标示

（二）肘关节外侧"J"形入路（Kocher 入路）

肘关节后外侧"J"形入路，又称为 Kocher 入路，为外侧最常见的入路方式，可较好地显露肘关节外侧部分、桡骨头等结构。用于治疗肘关节恐怖三联征、桡骨头骨折、肘关节后外侧脱位。

手术方法：

切口从肘关节上方5 cm开始，经过肱骨外侧髁上嵴，沿嵴向远侧延伸，到肱骨小头远侧5 cm处，然后转向后内侧，止于尺骨后缘。近端切开皮肤后，在后方的肱三头肌和前方的肱桡肌的间隙分离，显露肱骨外髁。远端切开皮肤后，顺肘肌的桡侧缘与尺侧腕伸肌起点之间分离，显露桡骨头外侧面的关节囊。也可采用纵向劈开伸肌总腱的改良 Kocher 的方式，切开关节囊后，显露肱桡关节和桡骨头。该方式可较好显露桡骨头的前方和外侧方[6]。在桡骨头下方，注意勿损伤环状韧带，辨认旋后肌的上缘，靠桡骨颈的尺侧显露桡骨颈。注意桡神经深支在旋后肌的上缘入口。见图2-5。

三、肘关节内侧入路

肘关节内侧入路较难显露关节的内侧，不应作为肘关节探查的常规入路。多采用内上髁截骨术的内侧入路（medial approach

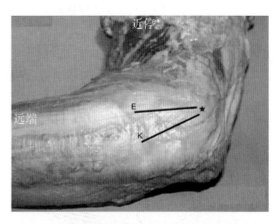

图2-5　指总伸肌劈开入路从其外上髁（＊）的起点中央纵向劈开指总伸肌（E线），Kocher 入路通过肘肌与尺侧腕伸肌间隙（K线）

with osteotomy of medial epicondyle）。内上髁截骨术的内侧入路是由 Molesworth 和 Campbell 发展而成的[7-9]。内侧入路的适应证包括尺骨冠突骨折和肱骨内侧髁及内上髁骨折复位内固定。内侧入路可很好地显露关节的内侧腔隙，它也可扩大显露肱骨远端1/4的前面。在这个入路中，尺神经、正中神经和肱动脉可有损伤的危险。通过延长肱肌和肱三头肌间平面来向近端延长显露，行骨膜下剥离并抬起肱肌来显露肱骨远端1/4的前面。肱骨内上髁及其附着屈肌向远端仅能牵开至正中神经分支允许的范围内，因此尽管切口足可以提供显露肱肌止于冠突的视野，但不能提供尺骨更远的显露。

手术方法（Molesworth 和 Campbell）：

肘关节屈曲90°，从内上髁的顶点做关节上下方各5 cm的内侧切口。仔细分离避免前臂皮神经的内侧分支损伤。Race 和 Saldana 等研究表明，肘部尺神经手术的标准切口都需要分离前臂内侧皮神经的分支，80%的切口需要分离臂内侧皮神经的终末支。为了避免损伤这些神经分支及形成痛性神经瘤，需要仔细地解剖皮下组织直至深筋膜（图2-6）。另外，Race 和 Saldana 研究指出，皮肤切口稍偏后侧将会避免这些神经分支的损伤。从内上髁后方的尺神经沟中游离尺神经，并向后方牵开（图2-7）。分离肘管床上的尺神经关节支并切断，但保留尺侧腕屈肌两头的分支。找出肱骨内上髁，分离内侧肌间隔的附着点。向上、后、下、前方游离内上髁基底周围的软组织，除屈肌群共同起点外剥离内上髁处的所有软组织。

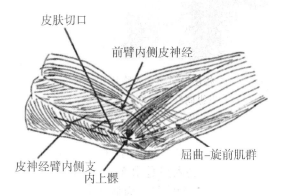

图2-6　皮神经经内上髁近端走行

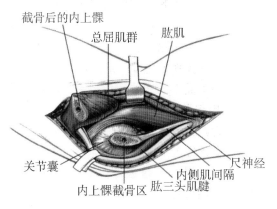

图2-7　左臂示意图所示，尺神经下放置一橡皮条，在肱骨内上髁上钻孔

钻尾向上60°在内上髁中央钻孔，确保钻孔位于内上髁柱的中央，不要破坏冠突窝和鹰嘴窝。测量和攻丝处理钻孔，这将有助于手术末期准确地解剖复位、固定内上髁。紧贴滑车内侧缘基底，围绕内髁基底的前后方，经肱骨内上髁上嵴钻多个孔。然后，用一精致的骨凿完成内上髁截骨。截骨时紧贴内侧滑车的边缘以保留内侧副韧带的起点是非常重要的（图2-8）。将其与屈肌总腱一

起翻向远侧。继续向远侧钝性分离，牵开起于内上髁的肌肉，保护好支配这些肌肉的正中神经分支，这些神经支是沿肌肉的外侧缘进入的。分开旋前圆肌和肱肌间的间隙，注意不要损伤在接近中线处进入旋前圆肌的正中神经。轻柔地将旋前圆肌牵向内侧，将其从肱肌上抬起。向远端方向过度用力牵拉内上髁及其浅表屈肌，会使正中神经受到牵拉损伤，特别会损伤其进入旋前圆肌的多个分支，正中神经的主要分支骨间前神经，也会受到牵拉损伤。关节内骨折固定完成后，可准确复位内上髁，并应用4.5 mm半螺纹螺钉固定。术后早期尽可能制动以便重建肘关节的稳定性。

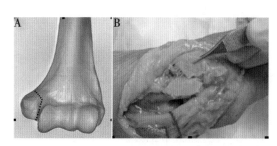

图2-8　肘关节内侧劈内上髁入路

注：A——图示内上髁截骨线。B——左臂实体照片示，尺神经下放置一橡皮条，将截骨后的内上髁（夹持的部分）牵向远端前方，即可见滑车关节面。

四、肘关节后侧入路

肘关节后侧入路用于显露肘关节后侧结构，包括尺骨鹰嘴、肱骨远端的后侧部分，适用于陈旧性肘关节后脱位切开复位术，肘关节成形术、融合术，肘关节滑膜切除术，肱骨髁间骨折、尺骨鹰嘴骨折等切开复位内固定术。根据肱三头肌是否切断，可分为3种方式：Wadsworth法、Bryan法和鹰嘴截骨法[10]。Wadsworth法做肱三头肌的切断，舌形瓣翻转，显露肘关节后侧结构。Bryan法将肱三头肌从鹰嘴上骨膜下剥离，保留肱三头肌止点的完整性。尺骨鹰嘴截骨法则完整保留肱三头肌的止点。在肱骨髁间骨折的

治疗时，要使骨折显露充分，以便固定后可较早开始肘关节功能锻炼。

（一） Wadsworth 法

手术方法（Wadsworth）：

患者俯卧，屈肘 90°，置于支架上，前臂下垂。在上臂后侧中央做弧形切口，起自肱三头肌腱上极，向远端延至肱骨外上髁的后侧，向内向下转至尺骨后缘的内侧，止于鹰嘴远端 4 cm 处。将内侧皮瓣向内侧解剖，充分显露内上髁。在近端后内侧找出尺神经，沿尺侧屈腕肌两个头间的弓状韧带切开，将尺神经由尺神经管中游离，用橡皮片轻轻牵开。在肱三头肌的腱部，做舌形瓣切开，舌瓣的尖端在鹰嘴上方约 10 cm 处，而基底部则在关节线上。做舌形瓣时，应将刀刃向中线偏斜，形成浅部宽、深部窄的腱膜瓣，将舌形瓣向下翻转，然后于肱骨下部正中纵向切开肱骨骨膜，于骨膜下向两侧剥离附着于内外髁的肌肉，并将其牵向两侧，在外上髁后方切口位于肘肌和前臂伸肌总腱起点之间。为增加显露，可将肱骨上的伸肌总腱起点、外侧副韧带及邻近的关节囊做部分翻转。显露出肱骨下部、肱骨内外髁及后关节囊，切开关节囊就可显露鹰嘴窝及肘关节。缝合时要用牢固的间断缝合来修复肱三头肌腱、后关节囊和肱三头肌腱膜。（图 2 – 9）

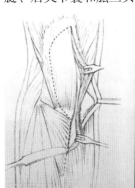
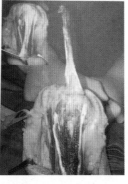

图 2 – 9　Wadsworth 入路：沿肱三头肌腱内外侧缘切开肱三头肌腱膜，保留远端的鹰嘴附着点，分离浅层的肌腱膜

（二） Bryan 和 Morrey 法

Bryan 和 Morrey 改进了肘关节的后方入路，它能提供良好的显露，并保留肱三头肌的连续性[11 – 13]。

手术方法（Bryan – Morrey）：

皮肤切口同 Wadsworth 法，同样做尺神经的分离和牵开。从肱骨上剥离肱三头肌的内侧部分，沿肌间隔分离，到后关节囊水平。向远侧切开前臂浅筋膜约 6 cm，到尺骨鹰嘴内侧面的骨膜。从内侧到外侧小心地将骨膜和筋膜作为一个整体翻转。从鹰嘴上小心地剥离肱三头肌腱，然后翻转肱三头肌结构的其余部分。后关节囊一般和肱三头肌结构一起翻转[14 – 16]。肱三头肌止点、浅筋膜和尺骨骨膜连接处的内侧是翻转组织的最薄弱点，此处要注意保持三头肌结构的连续性，将肘关节伸直到 20°～ 30°，以减少组织张力。从尺骨近端骨膜下翻转肘肌来显露桡骨头。这样，整个肘关节就广泛地显露了。为彻底显露滑车，尺骨鹰嘴尖可以切除。骨折固定后，将肱三头肌回复到解剖位置，在尺骨近侧钻孔，把它直接缝合在骨上。把骨膜缝合到前臂浅筋膜上，直至尺侧屈腕肌边缘。分层缝合切口，置引流。见图 2 – 10。

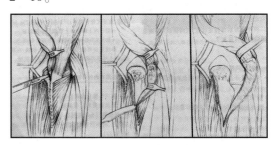

图 2 – 10　Bryan – Morrey 入路：保持肱三头肌、肘肌、前臂筋膜和尺骨骨膜的连续性，整个肌瓣自内向外翻转以利于显露肘部关节结构

（三） 鹰嘴截骨法

仰卧位，臂丛神经阻滞麻醉，上气囊止

血带，患肢置于胸前，行肘后正中切口，于
尺神经沟内游离出尺神经，皮片予以保护。
沿肱三头肌肌腱两侧分离，远端至尺骨鹰
嘴，在距鹰嘴尖约 2.0 cm 远处，自尺骨背
侧向掌侧"V"形截骨，"V"形尖端指向
尺骨远端，与尺骨纵轴成45°角，沿截骨线
用摆锯切断鹰嘴。肱三头肌的止点主要位于
尺骨鹰嘴和尺骨近端，但是其关键的附着点
在约 1.0 cm 的直径区域（图 2 –11）。尺骨
鹰嘴截骨的骨块大小应接近 2.5 cm 长、1.5
cm 宽、3.0 mm 或 4.0 mm 厚，同时骨块应
有附着的肱三头肌肌腱和肘肌的止点。使用
电锯或 Gigli 线锯进行尺骨鹰嘴关节外的冠
状位截骨。相比较 Gigli 线锯可能更加为用，
在克氏针的引导下可以避免截骨进入关节
面，同时切割方向从后向前。当截骨完成
后，尺骨鹰嘴骨块呈二面角型，生物力学上
更为稳定并且骨面较大。截骨完成后肱三头
肌、肘肌连同尺骨鹰嘴骨块向近端回缩，肘
关节可以完全屈曲以使肱骨远端得到显露，
除肱骨滑车前方的少许关节面以外整个肱骨
远端都可以直接显露，复位骨折并进行双髁
肱骨远端钢板固定，重建肱骨远端完整性。
在处理肘关节后侧结构骨折后，将骨折复
位，髁间骨折用数枚拉力螺钉固定；髁上骨
折用直径 2.0 mm 或 2.5 mm 克氏针交叉固
定，残端剪断、折弯埋于皮下（图 2 –12）。

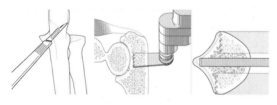

图 2 –11　鹰嘴截骨法：截骨平面位于肱三头肌
附着点远端的鹰嘴裸区，用摆锯锯开鹰嘴两侧，
骨刀凿断截骨面

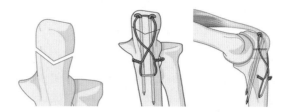

图 2 –12　鹰嘴截骨法：截骨后的前面观
以及术后张力带固定后正侧位图

参 考 文 献

[1] PUGH DAVID M W, WILD LISA M, SCHEMI-TSCH EMIL H, KING GRAHAM J W, McKEE MICHAEL D. Standard surgical protocol to treat elbow dislocations with radial head and coronoid fractures. The Journal of Bone and Joint Surgery. American Volume, 2004.

[2] CICCOTTI M C, SCHWARTZ M A M G. 2004. Ciccotti Diagnosis and treatment of medial epicondylitis of the elbow Clin Sports Med, 23, pp. 693 – 705.

[3] M G CICCOTTI, W P H. 2001. Charlton Epicondylitis in the athlete Clin Sports Med, 20, pp. 77 – 93.

[4] G. T. GABEL, B. F. 1995. MORREY. Operative treatment of medial epicondylitis. Influence of concomitant ulnar neuropathy at the elbow J Bone Joint Surg Am, 77, pp. 1065 – 1069.

[5] HAMILTON, P G. 1986. The prevalence of humeral epicondylitis: a survey in general practice. J R Coll Gen Pract, 36, pp. 464 – 465.

[6] SCHWARTZ M A M C. CICCOTTI, CICCOTTI, M G. 2006. Open treatment of medial epicondylitis Tech Orthop, 21, 283 – 289.

[7] PRETELL M J, RODRIGUEZ M J. 2010. Andres – Esteban EM Surgical approaches for open reduction and pinning in severely displaced supracondylar humerus fractures in children: a systematic review. J Child Orthop, 4 (2): 143 – 152.

[8] KAZIMOGLU C, CETIN M, SENER M, AGUS H, KALANDERER O. 2009. Operative management of type III extension supracondylar fractures in children. Int Orthop, 33 (4): 1089 – 1094.

[9] Ay S, AKINCI M, KAMILOGLU S, ERCETIN O. 2005. Open reduction of displaced pediatric supracondylar humeral fractures through the anterior cubital approach. J Pediatr Orthop, 25: 149 – 153.

［10］ RASOOL M N, NAIDOO K S. 1999. Supracondylar fractures: posterolateral type with brachialis muscle penetration and neurovascular injury. J Pediatr Orthop, 19: 518 – 522.

［11］ GOEL D P, PIKE J M, ATHWAL G S. 2010. Open reduction and internal fixation of distal humerus fractures. Oper Tech Orthop, 20 (1): 24 – 33.

［12］ MORREY B F, ADAMS R A, BRYAN R S. 1991. Total replacement for post – traumatic arthritis of the elbow. J Bone Joint Surg Br, 73 (4): 607 – 612.

［13］ COLES C P, BAREI D P, NORK S E, TAITSMAN L A, HANEL D P, BRADFORD HENLEY M. 2006. The olecranon osteotomy: a six – year experience in the treatment of intraarticular fractures of the distal humerus. J Orthop Trauma,

2006, 20 (3): 164 – 171.

［14］ BRYAN R S, MORREY B F. Extensive posterior exposure of the elbow. A triceps – sparing approach. Clin Orthop Relat Res, 1982, 166: 188 – 192.

［15］ O'DRISCOLL S W. The triceps – reflecting anconeus pedicle (TRAP) approach for distal humeral fractures and nonunions. Orthop Clin North Am, 2000, 31 (1): 91 – 101.

［16］ OZER H, SOLAK S, TURANLI S, BALTACI G, COLAKOGLU T, BOLUKBASI S. 2005. Intercondylar fractures of the distal humerus treated with the triceps – reflecting anconeus pedicle approach. Arch Orthop Trauma Surg, 125 (7): 469 – 474.

（编者：李智勇　黎建文）

第三章　肘关节镜入路及应用

一、肘关节镜手术适应证

肘关节镜最早作为检查手段，现已逐渐发展为治疗的工具。但由于肘关节周围布满血管、神经，肘关节内结构复杂、腔隙狭窄，所以肘关节镜手术难度大、并发症发生率高，技术的发展、普及非常缓慢。1985年，Ito 报道了一组 226 例肘关节镜手术后，它才被确定为对诊断与治疗有用的手段。随着技术的进步、关节镜设备的改进，肘关节镜的应用越来越广。相对于肘关节的开放手术，关节镜技术可提供更好的关节内视野、更少的手术创伤、更短的术后康复时间。但开展关节镜手术，必须具有过硬的关节镜技术和丰富的关节镜经验，需要较长的学习曲线。肘关节镜的并发症较多，尤其是神经损伤的发生概率较高。肘关节镜常见适应证介绍如下。

（一）关节游离体

产生肘关节内游离体的原因较多，包括肱骨小头的剥脱性骨软骨炎（OCD）、滑膜骨软骨瘤病、创伤性骨软骨损伤、退变性关节炎及创伤性关节炎等。可表现为关节疼痛、活动受限和关节交锁等症状。剥脱性骨软骨炎、骨软骨损伤等产生的游离体多位于肘关节前间室。处理位于前间室的游离体，关节镜常放置在近端前内侧入路，近端前外侧入路作为工作通道，滑膜软骨瘤病的游离体和退变性关节炎产生的游离体可分布于肘关节前后间室。位于肘关节后侧间室的游离体，关节镜一般放置于后外侧入路，后正中入路作为工作通道[1]。对于较大的游离体

取出，常需要扩大入路，从关节内侧取出相对安全，以避免扩大入路时伤及桡神经。

（二）骨性关节炎

肘关节骨性关节炎发病率不高，占退行性关节炎的 1%～2%，多见于中年男性，特别是投掷运动员、搬运工和重体力劳动者。对于严重患者，肘关节间隙变窄，肘关节镜治疗效果不佳。肘关节镜适应证为轻至中度关节炎患者[2]，可通过清除骨赘、鹰嘴尖切除及游离体取出改善患者症状。本病病理特征是滑膜慢性非特异性炎症、骨赘形成、冠突窝和鹰嘴窝变浅。治疗肘关节骨性关节炎时，可通过 X 片检查和临床检查判断导致关节活动度减少的原因，通过屈伸肘关节来检查是否存在撞击，若存在撞击或屈伸受限，用磨钻清除骨赘加深冠突窝和鹰嘴窝或切除鹰嘴尖以改善症状。Redden 等推荐关节镜下的肱尺关节成形术，即通过鹰嘴窝开窗术进入前间室。通常可做桡骨头成形，改善肘关节功能。

（三）剥脱性骨软骨炎（OCD）

肘关节剥脱性骨软骨炎好发于青年人，本病原因不明，可能与损伤、缺血性坏死及遗传等因素有关。损伤多见于投掷运动员或体操运动员，以肱骨小头损伤病变最为常见，可能与反复的肱骨骨骺微损伤影响局部血流供应有关。临床表现为肘关节外侧钝痛，尤其是做投掷运动时明显，部分患者有关节弹响或交锁。肘关节镜主要应用于存在关节游离体，保守治疗无效者。在取出游离体的同时，检查肱骨小头软骨剥离程度，如

果表现为轻度肱骨小头软骨损伤，可关节镜下微骨折处理，大片剥离者，可做切开自体软骨移植[3-5]。术中应该彻底检查关节腔，尤其是前外侧间室，前外侧入路检查肱头小头前方，直接外侧入路检查肱骨小头后方。

（四）滑膜炎

多种原因可导致肘关节滑膜炎，常见滑膜炎产生的原因较多，最常见为创伤性滑膜炎、类风湿性关节炎、绒毛结节性滑膜炎，也有非特异性滑膜增生。采用肘关节镜下滑膜清理术，近期手术疗效比较肯定，能够明显减少关节肿胀、渗出和疼痛。对于 Larson Ⅰ、Larson Ⅱ的类风湿性关节炎，肘关节镜能够较彻底地清理滑膜，明显改善关节功能[6]。对于类风湿关节炎可导致骨破坏和关节间隙变窄的患者，关节镜疗效不好。滑膜炎可导致关节囊松弛，因此关节镜容易进入，针对关节前间室的滑膜炎，关节镜置于近端前内侧入路，从近端前外侧入路置入刨刀。辅助前外侧入路清理桡骨头周围的滑膜。在处理肘关节后侧间室的滑膜炎时，关节镜可置于后外侧入路，刨刀置于后正中入路。

（五）肘关节的关节内骨折

肘关节创伤可导致桡骨头、冠突、肱骨小头及肱骨滑车等关节内骨折，对于关节内的小骨折块或脱落软骨，可采用关节镜方式给予取出。对于桡骨头的部分塌陷性骨折，可通过关节镜内的撬拨，采用近端内侧入路放置关节镜，克氏针通过前外侧入路或直接外侧入路固定骨折块。冠突骨折复位和固定比较困难，采用近端前外侧入路置入关节镜，近端前内侧入路复位冠突，自后侧克氏针或螺钉固定。随着技术的发展，恐怖三联征未来可在关节镜下复位和固定[7]。

（六）肱骨外上髁炎

研究发现肱骨外上髁炎，又为网球肘，

实际上是桡侧腕短伸肌（ECRB）或伸肌总腱（EDC）的肌腱变性，而不是局部炎症的结果。对于肱骨外上髁炎，保守治疗一般可以取得良好的效果。手术治疗的指征是患者经过正规保守治疗仍长期疼痛或肘关节功能受限，也多见顽固性网球肘，多数专家认为症状至少持续 6 个月或经过多次局部封闭治疗仍然复发，才考虑手术治疗。关节镜下清创术治疗网球肘也可获得同样的疗效，而且还可同时处理关节内的病变，因为 Szabo 等的研究发现有 44% 的患者合并有关节内的病变。关节镜治疗的另一个优势是可短时间内回到工作岗位。因为镜下手术可以彻底清理破裂到关节内的肌腱病损组织，保留伸肌腱的共同止点，且可以彻底检查关节腔，处理并有的滑膜炎或关节囊损伤[8]。采用近端前内侧入路放置关节镜，近端前外侧入路或前外侧入路作为工作通道。术中彻底清除桡侧腕短伸肌在肱骨外上髁的止点至关重要。

（七）肘关节强直

肘关节强直的关节镜治疗要求术者具备丰富的肘关节镜经验及肘关节解剖知识。引起肘关节强直的病因可分为关节内及关节外因素。关节内因素包括关节内创伤、游离体、滑膜炎及关节内异物，关节外因素包括关节囊挛缩、侧副韧带损伤及粘连、伸屈肌肉挛缩、异位骨化、皮肤瘢痕挛缩等；此外，全身因素如脑外伤、脑瘫、神经功能紊乱等也可引起肘关节强直。镜下治疗肘关节强直仅适用于关节内病变、关节囊挛缩、侧副韧带损伤挛缩、伸肌粘连挛缩的病例。镜下手术的主要指征是肘关节屈曲 30° 以上，保守治疗无效，功能受限者。禁忌证是有肘关节手术史，如尺神经前置术后，改变了神经血管的解剖位置，相对禁忌证是有限的关节镜经验[9]。手术必须解决骨关节和软组织两方面的问题。在骨关节方面，冠突和冠突窝、尺骨鹰嘴和鹰嘴窝、桡骨头和桡窝的成形处理可在直视下进行，直到伸屈时无骨突抵触为止。桡骨头的异常增生肥大严重影响肘关节的伸屈和旋转功能。镜下松解肘关节时经常运用近端前内侧入路及近端前外侧入路，首先清除部分前部关节囊，但勿损伤关节囊后方的肱肌，避免进一步深入伤及正中神经及肱动脉。清理冠突窝和桡窝，切除部分冠突尖。接着清理内外侧沟及后间室时，清除鹰嘴窝内的纤维疤痕及骨赘。在外侧关节囊切除时应该保持在桡肱关节的近端，以避免损伤被瘢痕或肥厚关节囊包裹的骨间背侧神经。清理内侧间沟时必须使用末端封闭的刨削器，刨削刀头开口或切割面朝向关节内，以避免损伤尺神经。Sojbjerg 等报告了 30 例肘关节屈曲与伸直挛缩经广泛松解治疗后的效果，获得平均伸直增加 27°（19°～46°）、屈曲增加 33°（98°～131°）[10]。Kim 等总结了 30 例肘骨关节病，行肘关节镜下关节清理和骨赘切除手术。对其中 10 例屈曲挛缩大于 30°的肘关节同时做前方关节囊松解手术，88%（22/25）的患者疼痛和关节活动度有明显改善[11]。桡骨头增生变形较重的患者，可采用桡骨头成形术，必要时切除桡骨头。

（八）桡骨头切除术

桡骨头病变可由于创伤导致，如桡骨头陈旧性骨折畸形愈合，进一步导致肱桡关节创伤性关节炎改变，如果导致前臂旋转功能障碍或前臂旋转时疼痛，可根据患者实际功能情况，采取桡骨头切除术。其次是肘关节的类风湿性关节炎，明显肱桡关节病变或桡骨头畸形等，为改善功能，采用桡骨头切除术。关节镜下桡骨头切除术近年来已渐成熟，与开放手术相比，关节镜可对桡骨头及其与肱骨小头所形成的关节面进行全面观察、评估。常规操作为关节镜放置于近端前内侧入路，从近端外

侧入路置入磨钻去除桡骨头的前面部分。然后磨钻转换到前外侧入路和直接外侧入路，磨除桡骨头的剩余部分，但必须注意保持环状韧带的完整性。将前臂全面旋前、旋后以及屈曲和伸直，若未发现撞击则表示桡骨头切除完毕。

（九）外翻伸直过载综合征

投掷运动中，高度外翻剪切力作用于内侧尺骨鹰嘴尖部加上强力伸直，可导致尺骨鹰嘴后内侧增生、骨赘形成、滑车骨软骨损伤以及游离体形成。外翻伸直过载综合征又称"投掷肘"，关节镜下可通过切除尺骨鹰嘴后内侧的骨赘、清理游离体或肱骨小头的剥脱性软骨，来改善患者功能。在后间室操作时，要非常小心，勿损伤尺神经及尺侧副韧带。虽然关节镜下能够改善一定的疼痛症状，但术后可能出现症状的复发，尺骨鹰嘴的骨赘形成是对这一不稳定的反应性增生，骨赘清除可能导致肘关节的重新不稳[12]。

二、肘关节镜入路

目前常用的肘关节镜入路有 8 种之多[13]（图 3-1），包括近端前内侧入路、近端前外侧入路、直接外侧入路（软点）、前外侧入路、前内侧入路、后正中入路、后外侧入路和肘后软组织入路。关节镜手术的入路选择及各入路组合常常取决于术者的喜好及病变部位，然而寻求更加安全且便于操作的手术入路一直是关节镜外科医生及解剖学家共同的关注焦点。至今没有一组为大多数外科医生所公认的最安全、最有效的入路点组合，随着俯卧位及侧卧位技术的广泛应用，近端前内、外侧入路被认为具有距离神经更远、操作更方便的优点。一些学者认为肘关节镜最初的进镜点采用近端前内侧入路更安全，解剖发现近端前内侧入路与尺神经相距 4 cm，

在危险距离之外；关节充盈情况下，该入路与正中神经相距 2 cm，与其他入路相比距正中神经最远；与肱动脉相距 2.2 cm。前内侧入路的优点是观察肘关节前室更清楚。近端前外侧入路是最安全的外侧检查及操作入路，当肘关节屈曲时，其与桡神经平均相距 9.9 mm。俯卧位时，直接外侧入路（也称软点入路）最常用于手术开始时充盈关节腔。后正中入路位于肱三头肌腱的中央，直接通过肱三头肌腱，是一个安全的入路，其与外侧入路交替使用，可以很方便地对后间室进行观察及操作。

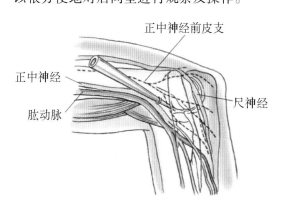

图 3-1

手术前，先画出肘部骨性标志，包括桡骨头、肱骨小头、肱骨内上髁，以及尺神经的位置，并画出近端前外、近端前内和直接外侧入路（软点）的入路点。在软点注射生理盐水，使关节囊充盈后，一般先在近端前内侧置入关节镜，近端前外侧入路置入操作工具，观察前间室的结构。辅助前内侧入路和前外侧入路开展必要的操作。后正中入路置入关节镜，后外侧入路置入操作工具，处理后间室的病变。

（一）近端前内侧入路

在内上髁近端 2 cm 内侧肌间隔前方，套管针贴紧肱骨前面插入指向桡骨头，通过旋前圆肌 - 屈肌起点腱性结构和内侧关节囊进入关节。见图 3-2。

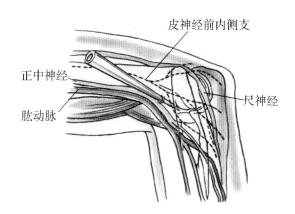

图 3-2 肘关节镜近端前内侧入口临近解剖图

（二）前内侧入口

在内上髁远端 2 cm 及前方 1 cm，屈肘 90°，套管针指向关节中心，穿过屈肌 - 旋前圆肌起点及肱肌，然后穿过关节囊。见图 3-3。

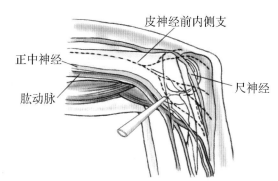

图 3-3 肘关节镜前内侧入口临近解剖

（三）近端前外侧入口

外上髁近端 2 cm，前方 1～2 cm，可作为最开始的入口。钝性套管针紧贴肱骨前面指向关节中央，通过肱桡肌、肱肌和外侧关节囊进入肘关节前室。观察桡骨头和肱骨小头外侧、前侧，外侧沟，肱尺关节前方和前关节囊。见图 3-4。

有可能损伤前臂外侧皮神经和桡神经，屈曲肘关节和预充肘关节利于避免神经损伤。

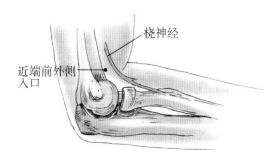

图3-4　肘关节镜近端前外侧入口

（四）前外侧入口

在外上髁远端 3 cm 和前方 1 cm，指向关节中心，通过桡侧腕短伸肌和外侧关节囊进入。也可以通过前内侧或近端前内侧入口，在关节镜下用由内向外的方法观察冠突、滑车、冠突窝、桡骨头内侧面。还可作为工作入口，特别是对桡骨头进行手术操作时。屈肘和关节预充以避免损伤桡神经。见图3-5。

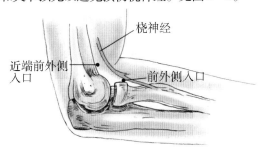

图3-5　肘关节镜前外侧入口

（五）软点

为直接外侧入口，在鹰嘴、外上髁和桡骨头形成的三角中央。用于观察桡尺关节、桡骨头和肱骨小头的下面。对外侧沟和后肱桡关节进行操作可用这个入口。对神经血管结构危险最小，但容易漏液入软组织，建议最后用这个入口。见图3-6。

（六）后正中入口

为肱三头肌入口，在鹰嘴尖近端 3 cm。用于观察整个肘关节后室和内外侧沟。通过肱三头肌腱指向鹰嘴窝进入，用于肱尺关节

成形术时肱骨远端开窗、移除游离体及去除鹰嘴骨赘。见图3-7。

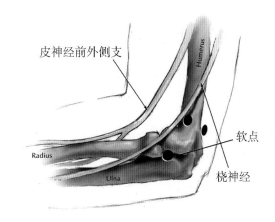

图3-6　肘关节软点图示

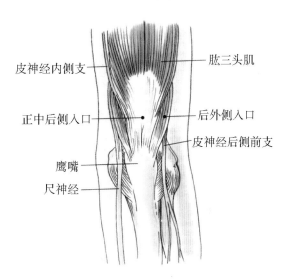

图3-7　肘关节镜后正中入口

（七）后外侧入口

在鹰嘴尖近端 3 cm，肱三头肌外侧。屈肘45°，指向鹰嘴窝紧贴肱骨通过肱三头肌腱外侧和后外侧关节囊进入关节。利于观察关节后室和内外侧沟。见图3-8。

（八）后外侧入口2

在软点和后外侧入口连线之间任一位置。用于观察肱桡关节后方和鹰嘴窝。用来切除鹰嘴外侧骨赘、后外侧滑膜皱襞和肱尺

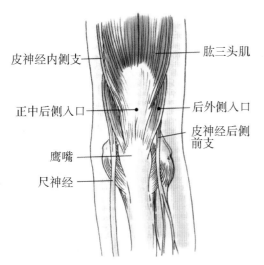

图 3-8　肘关节镜后外侧入口

关节桡侧清创。见图 3-9。

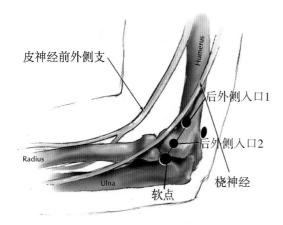

图 3-9　肘关节镜后外侧入口 2

参 考 文 献

[1] SAVOIE F H. 2001. Arthroscopic management of loose bodies of the elbow. Oper Tech Sports Med, 9: 241-244.

[2] STANLEY D. (1994). Prevalence and etiology of symptomatic elbow osteoarthritis. J Shoulder Elbow Surg, 3: 386-389.

[3] MATSUURA T, EGAWA H, TAKAHASHI M, et al. 2014. State of the art: Elbow arthroscopy: review of the literature and application for osteochondritis dissecans of the capitellum. J Med Invest, 61 (3-4): 233-240.

[4] SHIMADA K, TANAKA H, MATSUMOTO T, et al. 2012. Cylindrical costal osteochondral autograft for reconstruction of large defects of the capitellum due toosteochondritis dissecans. J Bone Joint Surg Am, 6, 94 (11): 992-1002.

[5] RAHUSEN F T, BRINKMAN J M, EYGENDAAL D. 2006. Cylindrical Costal Osteochondral Autograft for Reconstruction of Large Defects of the Capitellum Due to Osteochondritis Dissecans. Br J Sports Med, 40 (12): 966-969.

[6] PETER N, CHALMERS S L, SHERMAN, B S. 2011. Rheumatoid synovectomy: Does the surgical approach Matter Clin Orthop Relat Res, 469 (7): 2062-2071.

[7] BRETT M, ROSENBERG, M I. 2007. Loebenberg, Elbow Arthroscopy. Bulletin of the NYU Hospital for Joint Diseases, 65 (1): 43-50.

[8] BABAQI A A, KOTB M M, SAID H G, ABDELHAMID M M, ElKADY H A, ElASSAL M A. 2014. Short-term evaluation of arthroscopic management of tennis elbow: including resection of radio-capitellar capsular complex. J Orthop, 11 (5): 82-86.

[9] NANDI S, MASCHKE S, EVANS P J, LAWTON J N. 2009. The stiff elbow. Journal of Hand Surgery, 4 (4): 368-379.

[10] SØJBJERG J O. 1996. The stiff elbow. Acta Orthopaedica Scandinavica, 67 (6): 626-631.

[11] KIM S J, SHIN S J. 2000. Arthroscopic treatment for limitation of motion of the elbow. Clinical Orthopaedics and Related Research, 375: 140-148.

[12] O'HOLLERAN J D, ALTCHEK D W. 2006. The thrower's elbow: arthroscopic treatment of valgus extension overload syndrome. HSS J, 2 (1): 83-93.

[13] JULIE E. Adams, Graham J. W. King, Scott P. Steinmann, Mark S. 2014. Cohen, Elbow Arthroscopy: Indications, Techniques, Outcomes, and Complications. J Am Acad Orthop Surg, 22 (12): 810-818.

（编者：李智勇　黎建文）

第四章　肱骨远端骨折

一、流行病学

肱骨远端骨折在成人中的年发病率约为5.7/10万，占全身骨折的0.5%～7%，占肘部骨折的30%。高达96%的损伤累及髁间或为AO分型中的C型骨折[1]。这种损伤呈双峰分布，第一个高峰出现在12～19岁的青年男性患者中，为高能量损伤所致；第二个高峰出现在存在骨质疏松的老年女性中，多为跌落伤所致。2010年，在一项基于芬兰国民健康登记系统的研究报告中[2]，作者称1970—1998年间60岁及其以上年龄的妇女肱骨远端骨折的年发病率呈显著增加趋势。尽管肱骨远端骨折在成人中较为少见，但其发病率及患者数量却不断增加，尤其是存在潜在骨质疏松的老年妇女人群，这也表明骨质疏松骨折的固定策略以及关节置换技术将在这类损伤未来的治疗中扮演重要角色。

二、骨折分类

肱骨远端骨折包括肱骨髁上骨折和肱骨髁间骨折。应用最为普遍的分类方法为OTA/AO分类系统（图4-1）。在这一分类系统中，A型为关节外骨折，B型为关节内部分骨折，C型为关节内完全骨折并伴有干骺端分离。每一种类型可进一步分为3个亚型，分别以1、2、3表示骨折粉碎的程度，并可根据骨折的具体位置再做进一步细分。基于英国的流行病学调查数据，3种类型的分布情况为A型占38.7%，B型占24.1%，C型占37.2%。Jupiter和Mehne基于肘关节有关的"双柱"和"联合弓"概念提出的Jupiter分类法（图4-2），根据骨折线形成的结构描述了复杂的肱骨远端双柱骨折：高位或低位"T"形骨折、"Y"形骨折、内侧或外侧的"λ"形骨折。治疗的目的是通过稳定的内固定使关节面达到解剖复位，从而实现早期活动。横行骨折线位置越低，越难以达到解剖复位。

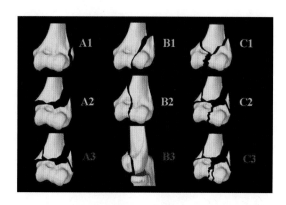

图4-1　肱骨远端骨折AO分型

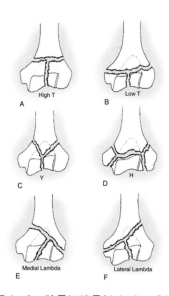

图4-2　肱骨远端骨折Jupiter分型

三、临床及放射学评估

肱骨远端骨折患者的临床评估应包括同侧肩、腕关节的细致查体，开放伤口皮肤的检查以及具体的神经血管检查。开放性肱骨远端骨折患者由于肱骨干骨折端经肱三头肌及后侧皮肤穿出，因此伤口多出现在背侧近肘关节处[3]。据报道[4]，在肱骨远端 C 型骨折患者中，手术前尺神经症状的发生率达 24.8%。

在进行临床评估之后，应进行肱骨远端正侧位 X 线片检查（图 4-3）。对于关节内粉碎骨折，CT 三维重建有助于骨折的分型和制订术前计划。Doornberg 等[5-9]比较了三维 CT 重建与二维 CT 加 X 线片在肱骨远端骨折分型和进行治疗测量中的作用，发现应用 CT 三维重建技术在骨折分型时可增加观察者间和观察者内部的统一性，并可在治疗决策上增加观察者内部的可重复性。因此，关节内骨折术前应该行 CT 评估。

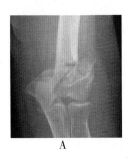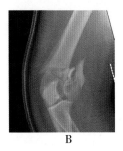

A   B

图 4-3 肘关节正侧位片

四、非手术治疗

非手术保守治疗只适用于完全无移位骨折、不能耐受麻醉以及进展性老年痴呆症的患者。循证医学结果表明，目前普通接受的观点是肱骨远端骨折的手术治疗在多项临床效果方面均优于非手术治疗。一项研究对 75 岁及以上年龄组手术与非手术治疗的功能效果进行了比较[10,11]，结果表明非手术治疗的患者不满意率较手术治疗组至少高出

3 倍。在另一项回顾研究中，Robinson 等[1]将 273 例手术患者与 47 例非手术治疗患者进行了临床效果的比较，结果表明，在不愈合率方面，非手术治疗患者人数大约为手术治疗患者的 6 倍，延迟愈合方面的人数也大约为手术治疗患者的 4 倍。最近多项研究表明，肱骨骨折的现代固定技术满意率高，并发症的发生率在 19%～53%，也是可以接受的[12-24]。

对能够耐受麻醉的肱骨远端移位骨折患者建议手术。存在麻醉高风险的患者适于可早期活动的保守治疗[25]。其一般措施包括屈肘制动 60°固定 3 w，随后逐步增加活动训练的范围。

五、手术治疗

（一）手术体位

手术体位需根据患者的全身情况、并发症及骨折类型决定。侧卧位和俯卧位都可以充分显露肘关节的后方。侧卧位时，手臂放在顶端加垫的支撑架上，这样可以允许 120°的屈肘。仰卧位将手臂置于支撑台上更适用于 B3 型骨折，尤其是当侧方切口需要延长时。如果发现骨折情况比预想的复杂，则可以将手臂放在躯干上，行尺骨鹰嘴截骨术。手术很少需要植骨，但对于复杂的骨折，仍需向患者说明植骨的可能性并备好供骨的部位。

（二）手术入路

肱骨远端骨折可通过多种方式实施手术治疗，总体都是围绕肱三头肌实施不同的手术策略。具体手术入路（图 4-4）包括肱三头肌旁入路（Alonso - Llames 入路）、肱三头肌翻转入路（Bryan - Morrey 入路）[26]、肱三头肌翻转 - 肘肌瓣入路（TRAP 入路）[27]、肱三头肌劈开入路[28,29]以及尺骨鹰嘴截骨入路[30,31]。对于肱骨远端骨折的

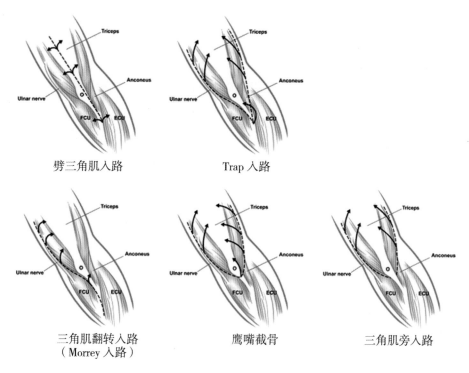

劈三角肌入路　　　　　　Trap 入路

三角肌翻转入路　　　鹰嘴截骨　　　三角肌旁入路
（Morrey 入路）

图 4－4　肱骨远端骨折各种手术入路

注：Triceps：三角肌；Ulnar nervs：尺神经；Anconeus：肘肌；Fcu：尺侧腕屈肌；Ecu：尺侧腕伸肌。

最佳入路选择目前尚有争议[32]。

　　无论何种手术方式，手术操作中均应游离、移动及保护尺神经。于肘关节近侧内侧肌间隔找到尺神经，可应用神经牵拉带对其进行牵开保护。对尺神经在肘管、尺侧腕屈肌近侧筋膜行程以及尺神经关节支进行松解，应将尺神经游离至尺侧腕屈肌的第一运动支水平。在尺神经的游离移动这一点上，各方的观点趋于一致，主要争论的焦点是尺神经的最后处理问题，本书将稍后对其做进一步讨论。

　　肱三头肌旁入路通过在肱三头肌的两侧开窗可避免肘关节伸肌装置的损害，这更有利于关节外骨折的显露（图 4－5）。尽管这一入路一般情况下能足够地显露关节外骨折及 C1、C2 型关节内骨折，但对关节面的显露比较局限，这是它的主要缺陷。另外，为了实现关节更好的显露，这一入路可中转为鹰嘴截骨入路，也可方便地中转为全肘关节置换术。对于 A 型、C1 型、C2 型骨折其应

用的效果满意。

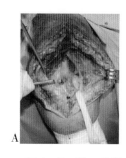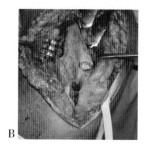

图 4－5　肱三头肌旁入路显露肱骨远端部分

注：A、B 图为左肘后面观，橡胶条保护的是尺神经。A——内面观；B——外面观。

　　肱三头肌劈开入路在肱三头肌筋膜中间切开并将肱三头肌的尺骨鹰嘴附着点翻转，这可保留肱三头肌腱筋膜的连续性（图 4－6）。近尺骨鹰嘴 1 cm 处切断肱三头肌肌腱以实现关节面的更好显露。手术最后经骨应用非可吸收缝线重新将肱三头肌肌腱固定于尺骨鹰嘴。

　　尺骨鹰嘴截骨入路是从鹰嘴尖端到顶点

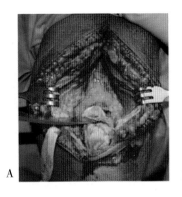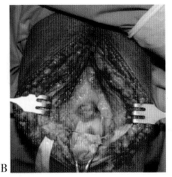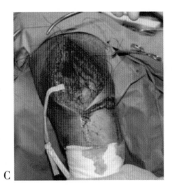

图 4-6 经肱三头肌入路

注：A——将肱三头肌腱在鹰嘴近端 1 cm 处切断；B——将离断的肌腱拉下显露肱骨远端；C——用不可吸收线缝合离断的肱三头肌腱。

远端 2.5～3 cm 做鹰嘴的"V"字形截骨，从滑车沟的裸区穿出（图 4-7）。开始时应用摆锯，之后应用骨凿完成截骨。最后，截骨部位通过张力带装置、髓内螺钉或钢板进行固定。

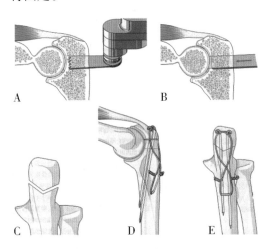

图 4-7 鹰嘴截骨步骤

解剖学研究表明，鹰嘴截骨入路对关节面的显露视野更佳[33]。然而，多项回顾性对照研究显示肱三头肌劈开入路与鹰嘴截骨入路在功能效果方面无显著差异[34,35]。在一项对两种入路的回顾性对照研究中，Mc-Kee 等指出无论是主观肌肉力量测试还是在臂—肩—手残障功能评分（DASH）、SF-36 评分等方面，二者得出的结果相同，但作者同时指出，鹰嘴截骨入路组的 11 例患者中有 3 例实施了鹰嘴部内固定物的取出手术。其他一些病例研究显示，鹰嘴截骨入路手术的内固定取出率为 6%～30%，鹰嘴截骨处的不愈合率为 0～9%[36,37]。

因此，对于关节外骨折或简单的内外髁骨折推荐应用内外侧入路或者肱三头肌旁入路治疗；对于关节内骨折可选择鹰嘴截骨入路或者肱三头肌翻转入路（Bryan-Morrey 入路）。应用肱三头肌劈开入路获得的功能效果与鹰嘴截骨入路相同，但却可能避免出现鹰嘴截骨入路相关并发症，这些观点均有充分的证据支持。另外，也有大量的证据表明，对于肱骨远端的开放性骨折，肱三头肌劈开入路在功能效果的改善方面较之鹰嘴截骨入路更佳。

（三）钢板固定及选择

自 20 世纪 80 年代 AO 双钢板技术引入肱骨远端骨折端固定手术中，手术治疗的效果得以明显改善。其治疗原则包括解剖复位及双钢板坚强固定。用于手术的钢板至少为 3.5 mm 的高刚度钢板，不建议用 1/3 管型钢板。骨折的手术顺序一般为关节面解剖复位、骨折干骺端及骨干的钢板坚强固定[38]。对于干骺端严重粉碎或骨折部位存在大块骨缺损的病例，在维持关节面解剖复位、干骺端对线的情况下对骨折处实施适当的短缩是可以接受的，且可增加骨折固定的稳定性，特别是在存在骨质疏松的情况下[39]。在实施短缩手术时，应对鹰嘴窝进行适当重建或切除部分鹰嘴尖，一般可实现完全伸直功能。在关节面严重粉碎的情况下，需要通过植骨以重建关节面的几何学，通常需对滑车的骨缺损部位进行植骨以重建其宽度。相反，开放性骨折相关的骨缺损其植骨最好延期实施。

内置物的选择：

A1 型骨折。此型骨折为关节外损伤，手术复位比较容易，复位骨折后，对于较大的骨折块，3.5 mm 或 4.0 mm 螺钉固定较克氏针固定可靠。空心钉更易于固定。

B 型骨折。对于单纯部分外侧柱或内侧柱骨折可以使用 1 块钢板或螺钉固定。肱骨小头及肱骨滑车前部的关节面撕脱骨折可以使用诸如无头钉、埋头钉、小的螺纹针以及可吸收钉等固定。

A2 型、A3 型及 C 型骨折：双柱骨折或完全关节内骨折需要 2 块钢板固定。3.5 mm 重建钢板更易贴附骨面。但是，有限接触动力加压钢板更为坚固。1/3 管型钢板只能作为固定内侧柱的支撑钢板，但它也可与另一块更为坚固的钢板联合使用。

循证医学证据更支持对肱骨远端骨折做双钢板固定，但对于钢板放置的最佳方向和位置尚有争议。其焦点主要是在每个柱相互垂直放置钢板还是在内外髁上嵴平行放置钢板（图 4-8）。多项生物力学研究结果表明相互平行钢板结构在生物力学方面优于垂直钢板[40-43]。对于严重骨质疏松粉碎骨折，不少学者推荐用平行双接骨板[44]。

锁定钢板在其他关节周围骨折中应用，可改善骨质疏松患者的固定效果及疗效[45-47]。但对于肱骨远端骨折是否应用锁定钢板还有争议，其适应证尚不明确。这一高造价的内置物在其应用之前，需要有充分的临床证据的支持。两项临床病例研究报道了肱骨远端骨折锁定钢板固定的治疗效

果[48,49]，表明 79% 的患者效果优良，只有 1 例出现内置物失效。生物力学研究表明，在肱骨远端骨质疏松或粉碎骨折模型中，锁定钢板可一定程度上改善固定效果[50,51]。尽管缺乏证据支持，但很多专家相信锁定钢板在粉碎性骨折或骨质疏松骨折的治疗中具有优势。

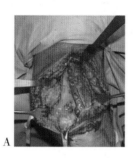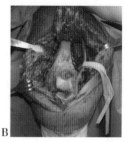

图 4-8　双钢板放置位置

（四）全肘关节置换术

伴有关节面粉碎的肱骨远端骨折其处理非常棘手。即使是骨质良好的年轻患者也是如此。这类情况的挑战性在骨质较差且关节面严重粉碎的老年患者将会成倍增加，以往对其手术治疗的效果往往很差。在这种情况下，学者们最近探讨通过全肘关节置换术去治疗老年患者的肱骨远端骨折。三项 ORIF 与全肘关节置换比较的回顾性研究，共研究了 256 例肱骨远端关节内骨折患者[52-54]，结果表明，全肘关节置换术患者获得良好功能效果的比例更高，并发症的发生率两组间无显著差异。

大部分老年患者的肱骨远端骨折可采用 ORIF 治疗，但很多病例肘关节的解剖结构不能得以重建，似乎全肘关节置换对于患者功能恢复更为有利。尤其对于术前同时存在肘关节炎的患者更为有利[55]。整体来讲，在老年患者的肱骨远端关节内粉碎性移位骨折中，如果术中内固定不能达到稳定固定时，可考虑应用全肘关节置换这一合理的选择[56]。决定是否采用全肘关节置换术治疗

更多是基于患者的情况，而不是骨折的特征。如果医生计划采用内固定治疗，将关节置换作为后备选择，那么术中应尽量避免鹰嘴截骨，同时肱三头肌的止点需要保留完整。

（五）手术详解

1. 肱三头肌旁入路术中显露

（1）患者全麻成功并消毒插入导尿管后，翻身成侧卧位，手术侧肢体在上，用小布袋进行衬垫。健侧肩关节前屈90°，外旋90°，妥善加垫，并将其固定在标准的上肢托板上。手术侧肢体放置在一个有衬垫的支架上，至少应确保能屈肘90°。

（2）皮肤采用后方纵切口，稍偏向中线外侧，从鹰嘴尖端向远侧延伸3～4 cm，将全厚筋膜皮瓣分离后分别向内外侧牵开。沿内侧肌间隔找出尺神经，从Struthers弓近侧缘向远端分离，直达尺侧腕屈肌肌腹尺神经发出的第一个运动支为止。

（3）从肱三头肌两侧的肌间隔开始进行分离，分别从内侧和外侧掀起肱三头肌。从外侧间隙一直向远端分离肘肌前缘，使肘肌和肱三头肌形成一个完整的肌瓣，以保留其血管神经。

（4）在肱骨后面做骨膜下钝性分离，游离肱三头肌，使内外侧手术窗互通。

（5）在侧副韧带复合体后方分别进行内侧和外侧的肘关节切开术，切除关节内的脂肪垫以及后方关节囊。这样通常可以直视大约60%的肱骨远端关节面。

（6）可从内侧松解尺侧副韧带的后束，这样可更好地显露肱骨滑车，而不会影响肘关节的稳定性。

（7）整复骨折处，复位骨折，采用克氏针简单固定，然后上钢板固定。

（8）先用可吸收线修补外侧的肱三头肌筋膜，然后再关闭皮肤切口。此前可先保留内侧不予缝合，使神经自行"找到"最合适的位置。通常不必放置引流管。

2. 改良肘肌鹰嘴截骨入路（图4-9、图4-10）

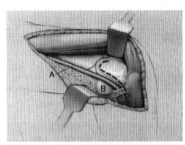

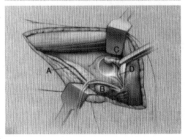

图4-9　内侧显露的示意图

注：A——尺神经；B——内上髁；C——滑车；D——鹰嘴尖端，虚线为关节切开线。

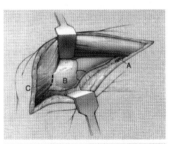

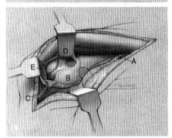

图4-10　外侧显露的示意图

注：A——桡神经；B——外上髁；C——掀起的肘肌与关节囊；D——滑车；E——鹰嘴尖。

（1）患者侧卧位，上肢悬吊并可自由活动，上止血带。沿上臂后侧中线做切口，不绕过鹰嘴尖端，全层分离内外侧皮下组织。

长 10～15 cm。

（2）注意沿肌间隔找出尺神经，从 Struthers 弓近侧缘向远端分离，直达尺侧腕屈肌肌腹尺神经发出的第一个运动支为止。

（3）从肱三头肌两侧的肌间隔进行分离，分别从内侧和外侧掀起肱三头肌。骨膜下从尺骨上剥离肘肌，肱三头肌的止点主要位于尺骨鹰嘴和尺骨近端，但是其关键的附着点只有约 1.0 cm 的直径区域。尺骨鹰嘴截骨的骨块大小应接近 2.5 cm 长，同时骨块应有附着的肱三头肌肌腱和肘肌的止点。

（4）确保鹰嘴关节面的内外侧都能看到。

（5）用摆锯直接朝向鹰嘴关节面的凹槽，做一尖端向远端的"V"形截骨。用骨刀仔细完成截骨。

（6）连同鹰嘴近端掀起肱三头肌及肘肌止点，直接剥离肱三头肌肌肉组织，保留骨膜。

（7）整复骨折端，采用钢板和螺钉固定骨折。

（8）修复鹰嘴截骨，在桡侧将肘肌与尺侧腕伸肌边缘缝合在一起，在尺侧则将肘肌与尺骨骨膜修复重建在一起。游离的肱三头肌则与周围相邻软组织缝合。尺神经进行原位减压，并在关闭切口时仍将其置于原位；如果内置物位置太近，术后可能形成激惹，或者术前存在尺神经压迫症状则可考虑将尺神经前置。如果要对尺神经进行前置，注意松解所有可能卡压神经的牵绊，如内侧肌间隔等。逐层关闭切口，放置引流。

（六）手术中的骨折复位技巧

为达到最佳的固定效果，整个手术过程都要遵循术前制订好的手术计划。力争每块钢板都要在骨折的远近端拧入 3 枚螺钉。鹰嘴窝内不能有任何的金属内置物。如果垂直放置钢板，需要首先进行后外侧钢板的固定，在屈肘时可以发挥张力带作用，根据骨

骼的外形对其进行塑形以重建肱骨小头的前倾。肱骨滑车骨折块复位稍差就会妨碍整个肱骨远端骨性三角结构的良好复位，所以需要对初始的内固定进行精细的调整，只有在内侧钢板固定满意后才可对外侧钢板进行最终的固定。钢板位置的准确性是良好固定的关键。每枚螺钉应尽可能地长，以便能够有效地固定；每枚螺钉尽可能固定较多的关节骨折块。小的骨折块不应丢失，可用 1.5 mm 或 2.0 mm 埋头螺钉固定。重建肱骨远端可依据以下两条策略：①先复位固定关节面，然后与肱骨干对合固定；②先将内上髁或外上髁固定到肱骨上，再重建关节面，然后再复位对侧髁。

直接放置于外侧柱的钢板必须塑形。肱骨远端内侧柱是直的。对于低位骨折，为了增加固定远端骨折块的螺钉置入数量，可将内侧钢板贴附于内侧髁骨面，这样会有助于维持复位。大多数开放性骨折在对伤口充分清创后即可进行内固定治疗。小的穿刺性皮肤伤口不需要特殊处理。大的开放性伤口不要一期闭合，48 h 后延期关闭伤口较为安全。

（七）肱骨远端骨折的并发症

1. 尺神经

由于原发损伤或手术干预，肱骨远端骨折常并发尺神经损伤。对于手术中尺神经的处理尚有争议，一些学者主张常规实施前置手术：可以减少瘢痕化、肿胀和扭转造成压迫神经的可能性，增加肱骨内上髁固定的可行性，增加钻孔的安全性和内侧固定时螺钉的使用数。也有学者建议单纯原位减压：前置会引起尺神经麻痹，从而导致功能恢复缓慢，充分松解尺神经可安全放置内固定物，而不必前移尺神经。Ruan 等[4] 实施了一项随机前瞻性研究，术前存在尺神经症状的 29 例肱骨远端骨折患者在手术中随机实施尺神经皮下前置或原位减压，结果显示，前

置组的效果改善明显。Chen 等[57]回顾性分析了 ORIF 后尺神经单纯松解或实施前置手术的神经功能情况，结果显示患者并不能从尺神经前置手术中获益。Vazquez 等[58]回顾了两组术前无尺神经症状患者实施尺神经前置或不做前置的效果情况，研究结论提示尺神经前置未表现出保护性作用。术前尺神经功能正常的患者在实施尺神经皮下前置术后其神经病变的发生率为 0～12.5%[59,60]。

总体来说，尚无充分证据支持或反对在术前尺神经功能检查正常的肱骨远端骨折患者中实施尺神经前置手术。对于术前有尺神经功能症状的患者，大部分学者推荐尺神经前置术。

2. 异位骨化

肱骨远端骨折术后的异位骨化可导致明显的肘关节功能活动受限。对于肱骨远端骨折手术治疗之后实施异位骨化预防措施的适应证尚有争议。

Gofton 等回顾了两组肱骨远端骨折接受手术治疗患者异位骨化的发生情况，一组患者不采取预防措施，另一组预防性应用吲哚美辛 6 w。未采取预防措施的 12 例患者中有 5 例发生了异位骨化，而这在实施预防措施的 11 例患者中只有 2 例。然而，对于患者人数的评估显示无组间的差异，该研究似乎不能充分证明异位骨化发生的临床相关差异性。当前学者的研究显示，肱骨骨折手术固定中不常规实施异位骨化的预防措施其症状性异位骨化的临床相关发生率为 0～21%[61]，在不实施常规预防措施的情况下，异位骨化的总体发生率为 8.6%。Shin 等在手术后 1 d 应用初始计量的放射治疗，之后应用吲哚美辛 2 w，研究结果显示症状性异位骨化的发生率为 3%、骨不愈合率为 6%。Liu 等在其研究中应用 6 w 西乐葆作为常规预防措施，其报道症状性异位骨化的发生率为 3%，无骨不愈合患者。通过非甾体类抗炎药（NSAIDs）预防异位骨化可能会从中

获益的同时，应考虑到这类药物可能导致骨不愈合的发生率增高。

文献中报道，肱骨远端骨折相关的异位骨化发生风险增加的因素包括中枢神经系统损伤[62]、延迟手术、骨折类型[63]以及在确定性固定手术之前实施手术等。总之，尚无充分证据支持或反对肱骨远端骨折术后常规实施异位骨化的预防措施。

3. 骨不愈合，肘关节僵硬及功能效果

研究显示，当前的肱骨远端骨折双钢板固定表现出 89%～100% 的优良愈合率。然而，通过坚强钢板不能实现对每个柱的坚强固定时，其骨不愈合率会显著增加。当发生骨不愈合时，实施重新 ORIF、植骨及选择性肘关节松解是可靠的治疗措施[64]。基于目前的病例研究表明，患者经坚强固定、早期功能活动锻炼治疗后，其平均肘关节屈伸弧度可达到 99°～112°。对于功能效果及最终的屈曲弧度，多项研究强调指出了早期功能活动锻炼的重要性。

参 考 文 献

[1] ROBINSON C M, HILL R M, JACOBS N, DALL G, COURT – BROWN C M. 2003. Adult distal humeral metaphyseal fractures: epidemiology and results of treatment. J Orthop Trauma, 17: 38 – 47.

[2] PALVANEN M, KANNUS P, NIEMI S, PARKKARI J. 2010. Secular trends in distal humeral fractures of elderly women: nationwide statistics in Finland between 1970 and 2007. Bone, 46: 1355 – 1358.

[3] MCKEE M D, KIM J, KEBAISH K, STEPHEN D J, KREDER H J, SCHEMITSCH E H. 2000. Functional outcome after open supracondylar fractures of the humerus. The effect of the surgical approach. J Bone Joint Surg Br, 82: 646 – 651.

[4] RUAN H J, LIU J J, FAN C Y, JIANG J, ZENG B F. 2009. Incidence, management, and

prognosis of early ulnar nerve dysfunction in type Cfractures of distal humerus. J Trauma, 67: 1397 – 1401.

[5] DOORNBERG J, LINDENHOVIUS A, KLOEN P, VAN DIJK C N, ZURAKOWSKI D, RING D. 2006. Two and three – dimensional computed tomography for the classification and management of distal humeral fractures. Evaluation of reliability and diagnostic accuracy. J Bone Joint Surg Am, 88: 1795 – 1801.

[6] ASHWOOD N, VERMA M, HAMLET M, GARLAPATI A, FOGG Q. 2010. Transarticular shear fractures of the distal humerus. J Shoulder Elbow Surg, 19: 46 – 52.

[7] CHAMSEDDINE A, HAMDAN H, OBEID B, ZEIN H. 2009. Articular coronal fractures of the distal humerus. Chir Main, 28: 352 – 362. French.

[8] RUCHELSMAN D E, TEJWANI N C, KWON Y W, EGOL K A. 2008. Open reduction and internal fixation of capitellar fractures with headless screws. J Bone Joint Surg Am, 90: 1321 – 1329.

[9] WATTS A C, MORRIS A, ROBINSON C M. 2007. Fractures of the distal humeral articular surface. J Bone Joint Surg Br, 89: 510 – 515.

[10] SRINIVASAN K, AGARWAL M, MATTHEWS S J, GIANNOUDIS P V. 2005. Fractures of the distal humerus in the elderly: is internal fixation the treatment of choice Clin Orthop Relat Res, 434: 222 – 230.

[11] ZAGORSKI J B, JENNINGS J J, BURKHALTER W E, URIBE J W. 1986. Comminuted intraarticular fractures of the distal humeral condyles. Surgical vs. nonsurgical treatment. Clin Orthop Relat Res, 202: 197 – 204.

[12] ATHWAL G S, HOXIE S C, RISPOLI D M, STEINMANN S P. 2009. Precontoured parallel plate fixation of AO/OTA type C distal humerus fractures. J Orthop Trauma, 23: 575 – 580.

[13] THEIVENDRAN K, DUGGAN P J, DESHMUKH S C. 2010. Surgical treatment of complex distal humeral fractures: functional outcome after internal fixation using precontoured anatomic plates. J Shoulder Elbow Surg, 19: 524 – 532.

[14] REBUZZI E, VASCELLARI A, SCHIAVETTI S. 2010. The use of parallel pre – contoured plates in the treatment of A and C fractures of the distal humerus. Musculoskelet Surg, 94: 9 – 16.

[15] ATALAR A C, DEMIRHAN M, SALDUZ A, KILICXO G O, SEYAHI A. 2009. [Functional results of the parallel – plate technique for complex distal humerus fractures]. Acta Orthop Traumatol Turc, 43: 21 – 27. Turkish.

[16] LUEGMAIR M, TIMOFIEV E, CHIRPAZ – CERBAT J M. 2008. Surgical treatment of AO type C distal humeral fractures: internal fixation with a Y – shaped reconstruction (Lambda) plate. J Shoulder Elbow Surg, 17: 113 – 120.

[17] SANCHEZ – SOTELO J, TORCHIA M E, O'DRISCOLL S W. 2007. Complex distal humeral fractures: internal fixation with a principle – based parallel – plate technique. J Bone Joint Surg Am, 89: 961 – 969.

[18] ALLENDE C A, ALLENDE B T, ALLENDE B L, BITAR I, GONZALEZ G. 2004. Intercondylar distal humerus fractures—surgical treatment and results. Chir Main, 23: 85 – 95.

[19] ASLAM N, WILLETT K. 2004. Functional outcome following internal fixation of intraarticular fractures of the distal humerus (AO type C). Acta Orthop Belg, 70: 118 – 122.

[20] SANDERS R A, RANEY E M, PIPKIN S. 1992. Operative treatment of bicondylar intraarticular fractures of the distal humerus. Orthopedics, 15: 159 – 163.

[21] GUPTA R, KHANCHANDANI P. 2002. Intercondylar fractures of the distal humerus in adults: a critical analysis of 55 cases. Injury, 33: 511 – 515.

[22] SOON J L, CHAN B K, LOW C O. 2004 Surgical fixation of intra – articular fractures of the distal humerus in adults. Injury, 35: 44 – 54.

[23] HELFET D L, SCHMELING G J. 1993. Bicondylar intraarticular fractures of the distal humerus

in adults. Clin Orthop Relat Res, 292: 26 –36.

[24] SHIN S J, SOHN H S, DO NH. 2010. A clinical comparison of two different double plating methods for intraarticular distal humerus fractures. J Shoulder Elbow Surg, 19: 2 – 9.

[25] BROWN R F, MORGAN R G. 1971. Intercondylar T – shaped fractures of the humerus. Results in ten cases treated by early mobilisation. J Bone Joint Surg Br, 53: 425 – 428.

[26] EK E T, GOLDWASSER M, BONOMO A L. 2008. Functional outcome of complex intercondylar fractures of the distal humerus treated through a triceps – sparing approach. J Shoulder Elbow Surg, 17: 441 – 446.

[27] OZER H, SOLAK S, TURANLI S, BALTACI G, COLAKOGLU T, BOLUKBASI S. 2005. Intercondylar fractures of the distal humerus treated with the triceps – reflecting anconeus pedicle approach. Arch Orthop Trauma Surg, 125: 469 –474.

[28] ZIRAN B H. 2005. A true triceps – splitting approach for treatment of distal humerus fractures: a preliminary report. J Trauma, 58: 1306.

[29] MCKEE M D, WILSON T L, WINSTON L, SCHEMITSCH E H, RICHARDS R R. 2000. Functional outcome following surgical treatment of intra – articular distal humeral fractures through a posterior approach. J Bone Joint Surg Am, 82: 1701 – 1707.

[30] COLES C P, BAREI D P, NORK S E, TAITSMAN L A, HANEL D P, BRADFORD H M. 2006. The olecranon osteotomy: a six – year experience in the treatment of intraarticular fractures of the distal humerus. J Orthop Trauma, 20: 164 – 171.

[31] RING D, GULOTTA L, CHIN K, JUPITER J B. 2004. Olecranon osteotomy for exposure of fractures and nonunions of the distal humerus. J Orthop Trauma, 18: 446 – 449.

[32] KARIN L, LJUNGQUIST M D, MATTHEW C, BERAN M D, HISHAM A M D. 2012. Effects of surgical approach on functional outcomes of open reduction and internal fixation of intra – articular distal humeral fractures: a systematic review. J Shoulder Elbow Surg, 21: 126 – 135.

[33] WILKINSON J M, STANLEY D. 2001. Posterior surgical approaches to the elbow: a comparative anatomic study. J Shoulder Elbow Surg, 10: 380 – 382.

[34] MEJI A S D, MORALES D L S R, CIENEGA R M A, GONZ – ALEZ P C. 2008. [Functional results of two different surgical approaches in patients with distal humerus fractures type C (AO)]. Acta Ortop Mex, 22: 26 – 30. Spanish.

[35] PAJARINEN J, BJöRKENHEIM J M. 2002. Operative treatment of type C intercondylar fractures of the distal humerus: results after a mean follow – up of 2 years in a series of 18 patients. J Shoulder Elbow Surg, 11: 48 – 52.

[36] HEWINS E A, GOFTON W T, DUBBERLY J, MACDERMID J C, FABER K J, KING G J. 2007. Plate fixation of olecranon osteotomies. J Orthop Trauma, 21: 58 – 62.

[37] GOFTON W T, MACDERMID J C, PATTERSON S D, FABER K J, KING G J. 2003. Functional outcome of AO type C distal humeral fractures. J Hand Surg Am, 28: 294 –308.

[38] JUPITER J. 1994. Complex fractures of the distal part of the humerus and associated complications. J Bone Joint Surg Am, 76: 1252 – 1264.

[39] O'DRISCOLL S W. 2005. Optimizing stability in distal humeral fracture fixation. J Shoulder Elbow Surg, 14: 186S – 94S.

[40] STOFFEL K, CUNNEEN S, MORGAN R, NICHOLLS R, STACHOWIAK G. 2008. Comparative stability of perpendicular versus parallel double – locking plating systems in osteoporotic comminuted distal humerus fractures. J Orthop Res, 26: 778 – 84.

[41] ARNANDER M W, REEVES A, MACLEOD I A, PINTO T M, KHALEEL A. 2008. A biomechanical comparison of plate configuration in distal humerus fractures. J Orthop Trauma, 22:

332－336.

［42］SCHEMITSCH E H, TENCER A F, HENLEY M B. 1994. Biomechanical evaluation of methods of internal fixation of the distal humerus. J Orthop Trauma, 8: 468－475.

［43］PAOLO C, JOSEPH L, LARATTA M D, et al. 2014. Internal Fixation of the Distal Humerus: A Comprehensive Biomech anical Study Evaluating Current Fixation Techniques J Orthop Trauma, 28: 222－226

［44］FLINKKILÄ T, TOIMELA J, SIRNIÖ K, LEPPILAHTI J. 2014. Results of parallel plate fixation of comminuted intra－articular distal humeral fractures. J Shoulder Elbow Surg, May; 23（5）: 701－707.

［45］WEI D H, RAIZMAN N M, BOTTINO C J, JOBIN C M, STRAUCH R J, ROSENWASSER M P. 2009. Unstable distal radial fractures treated with external fixation, a radial column plate, or a volar plate. A prospective randomized trial. J Bone Joint Surg Am, 91: 1568－1577.

［46］ROZENTAL T D, BLAZAR P E, FRANKO O I, CHACKO A T, EARP B E, DAY C S. 2009. Functional outcomes for unstable distal radial fractures treated with open reduction and internal fixation or closed reduction and percutaneous fixation. A prospective randomized trial. J Bone Joint Surg Am, 91: 1837－1846.

［47］MARKMILLER M, KONRAD G, SÜDKAMP N. 2004. Femur－LISS and distal femoral nail for fixation of distal femoral fractures: are there differences in outcome and complications? Clin Orthop Relat Res, 426: 252－257.

［48］REISING K, HAUSCHILD O, STROHM P C, SUEDKAMP N P. 2009. Stabilisation of articular fractures of the distal humerus: early experience with a novel perpendicular plate system. Injury, 40: 611－617.

［49］GREINER S, HAAS N P, BAIL H J. 2008. Outcome after open reduction and angular stable internal fixation for supra－intercondylar fractures of the distal humerus: preliminary results with the LCP distal humerus system. Arch Orthop Trauma Surg, 128: 723－729.

［50］KORNER J, DIEDERICHS G, ARZDORF M, LILL H, JOSTEN C, SCHNEIDER E, LINKE B. 2004. A biomechanical evaluation of methods of distal humerus fracture fixation using locking compression plates versus conventional reconstruction plates. J Orthop Trauma, 18: 286－293.

［51］SCHUSTER I, KORNER J, ARZDORF M, SCHWIEGER K, DIEDERICHS G, LINKE B. 2008. Mechanical comparison in cadaver specimens of three different 90－degree double－plate osteosyntheses for simulated C2－type distal humerus fractures with varying bone densities. J Orthop Trauma, 22: 113－120.

［52］CHARISSOUX J L, MABIT C, FOURASTIER J, BECCARI R, EMILY S, CAPPELLI M, MALINGUE E, MANSAT P, HUBERT L, PROUST J, BRATU D, VEILLARD D, GRANDMAISON F L, APARD T, MARTINEL V, BONNEVIALLE N. 2008. ［Comminuted intra－articular fractures of the distal humerus in elderly patients］. Rev Chir Orthop Reparatrice Appar Mot, 94: S36－62. French.

［53］JOST B, ADAMS R A, MORREY B F. Management of acute distal humeral fractures in patients with rheumatoid arthritis. A case series. J Bone Joint Surg Am, 90: 2197－2205.

［54］FRANKLE M A, HERSCOVICI D Jr., DIPASQUALE T G, VASEY M B, SANDERS R W. 2003. A comparison of open reduction and internal fixation and primary total elbow arthroplasty in the treatment of intraarticular distal humerus fractures in women older than age 65. J Orthop Trauma, 17: 473－480.

［55］LAPNER M, KING G J. 2014. Elbow arthroplasty for distal humeral fractures. Instr Course Lect, 63: 15－26.

［56］MANSAT P, DEGORCE H N, BONNEVIALLE N, DEMEZON H, FABRE T. 2013. Total elbow arthroplasty for acute distal humeral fractures in patients over 65 years old － results of a multicenter study in 87 patients. Orthop Traumatol Surg Res, 99 (11): 779 – 784.

[57] CHEN R C, HARRIS D J, LEDUC S, BOR-RELLI J J JR, TORNETTA P 3RD, RICCI W M. 2010. Is ulnar nerve transposition beneficial during open reduction internal fixation of distal humerus fractures? J Orthop Trauma, 24: 391 – 394.

[58] VAZQUEZ O, RUTGERS M, RING D C, WALSH M, EGOL K A. 2010. Fate of the ulnar nerve after operative fixation of distal humerus fractures. J Orthop Trauma, 24: 395 – 399.

[59] WANG K C, SHIH H N, HSU K Y, SHIH C H. 1994. Intercondylar fractures of the distal humerus: routine anterior subcutaneous transposition of the ulnar nerve in a posterior operative approach. J Trauma, 36: 770 – 773.

[60] DOORNBERG J N, VAN DUIJN P J, LINZEL D, RING D C, ZURAKOWSKI D, MARTI R K, KLOEN P. 2007. Surgical treatment of intra – articular fractures of the distal part of the humerus. Functional outcome after twelve to thirty years. J Bone Joint Surg Am, 89: 1524 – 1532.

[61] KUNDEL K, BRAUN W, WIEBERNEIT J, RÜTER A. 1996. Intraarticular distal humerus fractures. Factors affecting functional outcome. Clin Orthop Relat Res, 332: 200 – 208.

[62] GARLAND D E, O'HOLLAREN R M. Fractures and dislocations about the elbow in the head – injured adult. Clin Orthop Relat Res, 168: 38 – 41.

[63] FORURIA A M, LAWRENCE T M, AUGUSTIN S, MORREY B F, SANCHEZ – SOTELO J. Heterotopic ossification after surgery for distal humeral fractures. Bone Joint J, 96 – B (12): 1681 – 1687.

[64] HELFET D L, KLOEN P, ANAND N, ROSEN H S. 2003. Open reduction and internal fixation of delayed unions and nonunions of fractures of the distal part of the humerus. J Bone Joint Surg Am, 85: 33 – 40.

（编者：路云翔　陈郁鲜）

第五章 冠 突 骨 折

一、解剖

尺骨近端的鹰嘴和冠突构成滑车切迹，冠突是滑车切迹向前的延伸部分，也是前方关节囊、肱肌和内侧副韧带前束的止点。内侧副韧带前束对于维持肘关节的外翻稳定性起着重要作用，其起自内上髁下表面的中部，止于冠突基底前内侧的高耸结节（图5-1）。[1]当冠突骨折时，常可合并该韧带损伤，导致肘关节外翻不稳定。冠突尖部是位于肘关节腔内的结构，并没有软组织附着，而肘关节的前方关节囊附着在冠突尖以远4～6 mm。[2]冠突的外侧面和尺骨的桡切迹（尺骨小乙状窝）相联系，构成上尺桡关节（图5-2）。环状韧带、方形韧带及骨间膜可增加近侧桡尺关节的稳定性（图5-3）。因此，尺骨冠突参与肘关节两个关节的组成。后方的鹰嘴和前方的冠突构成了尺骨滑车凹，接近190°。由于肱骨滑车有一向前30°的倾斜角，所以尺骨滑车凹也配合有一向后的30°倾斜。尺骨滑车凹的后倾增加了前方尺骨冠突的隆起高度，加强了对肘关节后方脱位、半脱位的阻挡作用，有助于肘关节的伸直位稳定，是维持肘关节后外侧稳定性的一个重要结构[3]。

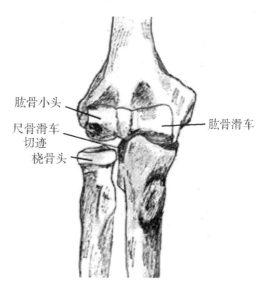

图5-2 肘关节前面观，冠突外侧的桡切迹

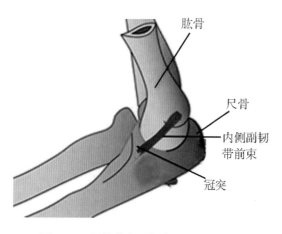

图5-1 冠状前内侧与内侧副韧带前束

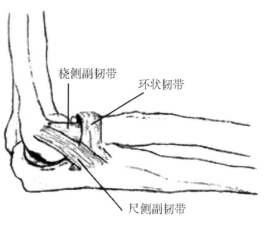

图5-3 冠突外侧面与尺骨桡切迹

二、受伤机制

冠突骨折常与其他肘关节的严重创伤骨折相联系[4]，其基本受伤机制为肘关节在伸直位或半伸直位遭受轴向剪切压缩暴力。常为跌倒时伸肘、前臂旋后位手掌撑地，外力沿前臂传导至肘部，使尺骨被推向后方，冠突撞击肱骨远端所致，常合并尺侧副韧带撕裂。

2004 年 Wake 等[5]通过 43 个肘关节标本，对轴向剪切压缩暴力引起肘关节骨折脱位的机理进行了生物力学研究。结果发现，损伤类型与受伤时肘关节所处的位置有明确关系。当肘关节屈曲 90°位受力时，可引起后方的尺骨鹰嘴骨折和肘关节前脱位；当肘关节在屈曲 60°位受力时，可引起中部的尺骨滑车沟骨折和肘关节前脱位；当肘关节在屈曲 30°至过伸 15°位受力时，可引起前方的尺骨冠突骨折和肘关节后脱位。而且，冠突骨折块的大小与肘关节的伸直程度有明确关系。伸直角度越大，冠突的骨折块越小。

冠突是肘关节前柱和内侧柱的重要组成部分，当其损伤时，将导致肘关节前方和内侧不稳定。在治疗尺骨冠突骨折时，恢复或重建冠突的高度和形状，修补或重建尺侧副韧带前束，对恢复肘关节的稳定性有重要作用。

三、分型

冠突骨折有两种常见的分型方式。

Regan 和 Morrey 等[6]将尺骨冠突骨折分为三型，冠突尖端撕脱骨折，骨折块小于 10% 冠突高度为 I 型；简单或粉碎性骨折，骨折块小于 50% 冠突高度为 II 型；简单或粉碎性骨折，骨折块大于 50% 冠突高度为 III 型。后来他们对该分类进行改良，不合并肘关节脱位归为 A 型，合并肘关节脱位归为 B 型。该分类方法比较简单，仅以侧位 X 线片的冠突高度为分类依据，并未考虑其损伤

机制、骨折部位（是否累及前内侧关节面）和关节稳定性，有一定的不足之处。见图 5 - 4、图 5 - 5。

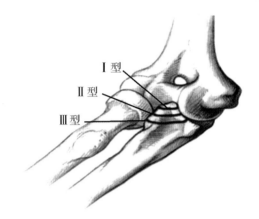

图 5 - 4　尺骨冠突骨折分型（1）

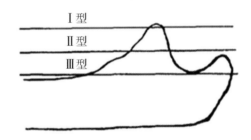

图 5 - 5　尺骨冠突骨折分型（2）

O'Driscoll 等[7]根据骨折解剖位置来对冠突骨折进行分类，该分类系统考虑了骨折和软组织损伤的机制，增加了对冠突前内侧关节面骨块的认识，有助于指导下一步治疗。O'Driscoll 分类需要结合 X 线片、CT 扫描和三维重建图像来进行。见图 5 - 6a、b。I 型为冠突尖横形骨折，分为两个亚型：①横形骨折，骨折块小于 2 mm 冠突高度；②横形骨折，骨折块大于 2 mm 冠突高度（图 5 - 7）。II 型为冠突前内侧关节面骨折，分为 3 个亚型：①前内侧边缘骨折；②前内侧边缘 + 冠突尖骨折；③前内侧边缘 + 内下结节 + 冠突尖骨折（图 5 - 8）。III 型为冠突基底骨折，分为 2 个亚型：①冠突体和基底骨折；②经鹰嘴冠突基底骨折。见图 5 - 9。

III 型，分为两个亚型，第 1 个亚型为冠

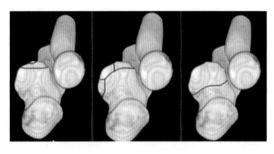

图 5-6a　冠突骨折 O'Driscoll 分型

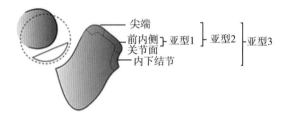

图 5-6b　O'Driscoll 冠突骨折分型的Ⅰ、Ⅱ、Ⅲ 3 个类型

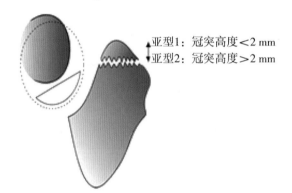

图 5-7　Ⅰ型两个亚型

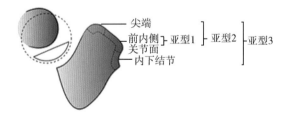

图 5-8　Ⅱ型 3 个亚型，亚型 1 前内侧边缘骨折，亚型 2 前内侧边缘＋冠突尖骨折，亚型 3 前内侧边缘骨折＋内下结节＋冠突尖骨折，与之相应，冠突前内侧面骨折随分级递增严重性递增

突基底部骨折，第 2 个亚型为冠突基底部联合鹰嘴骨折。

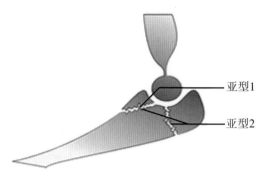

图 5-9　Ⅲ型的两个亚型

四、治疗

（一）保守治疗

Regan Ⅰ 型或 O'Driscoll Ⅰ 型冠突骨折，骨折块无明显移位，未突入关节间隙，未合并其他结构损伤的情况下，可采用石膏外固定肘关节于功能位进行治疗。

（二）手术治疗

对小的冠突尖部骨块，不能固定时可将骨块摘除缝合固定前关节囊。能固定时可用不可吸收缝线将冠突骨折块及前关节囊经尺骨骨洞缝合固定于尺骨背侧，或者用缝合锚钉固定。Regan Ⅱ 型冠突骨折在治疗骨折的同时，应注意尺侧副韧带的修复或重建。Ⅲ型冠突骨折，由于影响肱尺关节稳定性，故须手术治疗，同时探查尺侧副韧带损伤情况，避免遗漏对尺侧副韧带损伤的治疗。Ⅳ型冠突骨折，由于冠突严重粉碎难以行复位内固定治疗，故应取自体骨重建，重建后的冠突高度至少要达到原冠突高度的 1/2，并重建尺侧副韧带以稳定肘关节，防止发生肘关节内侧不稳定。

（三）手术入路

1. 外侧入路

该入路便于在恐怖三联征的病例中显露外侧的桡骨头，修复外侧韧带和放置外固定架。见图 5-10。

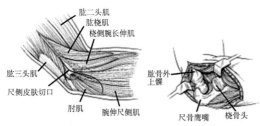

图 5 - 10　外侧入路

（1）Kocher 入路，是肘关节手术的经典入路，起自外上髁上下 5 cm，向后内至尺骨，在肱三头肌、肘肌与肱桡肌、桡侧腕伸肌间隙进入，该入路可用于处理单纯桡骨头、桡骨颈骨折，采用时应注意避免损伤桡神经。

（2）Boyd 入路，比 Kocher 入路偏下，向前翻开肘肌，可同时显露尺桡骨近端，可用于复杂的肘关节损伤。

（3）Kaplan 入路，比 Boyd 入路更偏下，位于桡侧腕伸肌和指总伸肌之间，在显露桡骨头内侧骨块时更优于 Kocher 入路。

2. 内侧入路

起自内上髁上下 5 cm，采用该入路时应注意保护尺神经、尺侧副韧带、屈肌总腱，必要时可考虑行术中暂时或永久的尺神经前移以避免尺神经损伤。该入路特别适合于显露 O'Driscoll Ⅱ型的前内侧关节面骨折，切口可由远端向近端暴露，以避免损害内侧副韧带在尺骨粗隆上的止点。[8]如果冠突骨折块小，可从屈肌旋前圆肌前方进入（Hotchkiss 入路及 over - the - top 过顶法）；如果冠突骨折块大，需将屈肌旋前圆肌从近侧尺骨上剥离并向前掀起（Taylor - Scham 入路）。见图 5 - 11。

3. 前侧入路——Henry 入路

该切口位于肱桡肌内缘，肘横纹表面。在肘前侧沿前侧向前臂中线内侧做一"S"形切口，切开肱筋膜显示肱二头肌，在肱二头肌外侧，肱桡肌连同桡神经向外牵开，显露肘肌，再将肱肌向内牵开，沿中线劈开肘肌及前关节囊，暴露冠突骨折。术中注意辨别、保护桡侧返动脉，前臂内侧皮神经及肱二头肌、肱肌之间的前臂外侧皮神经。Reichel 等[9]对 6 例肘关节恐怖三联征患者采用肘关节前侧联合外侧入路处理，取得良好疗效，随访 15 w 无并发症发生。他们认为前侧入路是进入冠突的最直接入路，可以直视

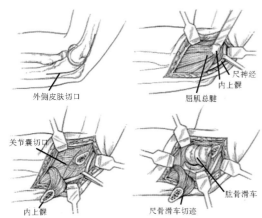

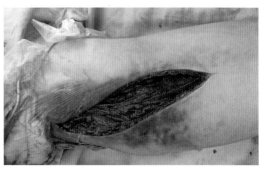

图 5 - 11　内侧入路

下行螺钉及微型钢板固定，实现冠突解剖复位及稳定内固定。见图5－12、图5－13。

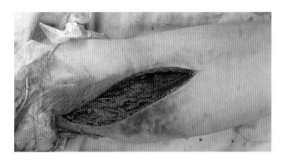

图5－12 Henry 入路

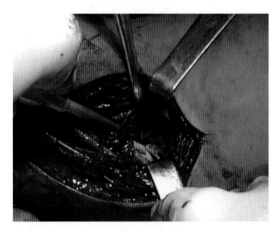

图5－13 Henry 入路的解剖层次

前侧路的优点：

（1）整个冠突骨块的大小与足印清楚，可以达到好的显露和复位。

（2）能直视下以远端肱骨滑车模版复位，消除小的旋转移位。

（3）对于小的骨块，可应用直径2.7

mm 的螺钉或空心螺钉。如果骨块太小用不了螺钉，可选用桥接钢板（使用或不使用克氏针）。

（4）相对于螺钉的容易植入，钢板由于受周围软组织的限制，最好先上螺钉（此时轻度屈肘），再上钢板（由于复位时伸直位直视暴露，故此时前方软组织张力大），再对钢板进行塑形。

（5）以滑车为模版复位冠突，在临时固定冠突骨块后通过触摸骨折线和小幅度屈伸肘关节可感知骨折块的稳定性。

（6）可避免松解内侧的动力合静力性结构。

前侧入路的缺点：

（1）此入路对侧方桡骨头的显露有限，但对上尺桡关节显露清楚，通过此入路的显示可确证桡骨头的复位。

（2）由于受旋前圆肌的限制，对尺骨远端显露有限。

4. 后侧入路

在肘后作一切口，分别向两侧剥离筋膜皮瓣后，经肘内外侧间隙进入肘关节。[10]像大的O'Driscoll Ⅲ型合并骨折脱位的冠突骨折可通过后侧入路向前获得显露。[11]合并孟氏骨折的冠突骨折能通过后方切口经内侧窗口，掀起尺侧腕屈肌获得显露。[12]后侧入路为经内侧入路进入肘关节，不增加内侧切口；皮神经损伤风险较低，切口较隐蔽。缺点是增加了血肿及术后皮瓣坏死风险。见图5－14。

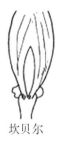 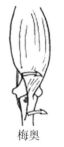 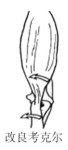 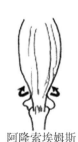 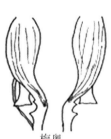

坎贝尔　坎贝尔　梅奥　改良考克尔　阿隆索埃姆斯　梅奥
　　　（范·科尔达）

A　　　　　　　　　B　　　　　　　　　C
肱三头肌劈开　　　肱三头肌反折　　　肱三头肌保留

图5－14 后侧入路

（四）手术方式

Ⅰ型或Ⅱ型冠突骨折，骨折块与关节囊相连，可采用原位缝合内固定的方法。对于小的前内骨折块，可采用内侧入路进行修复。通过冠突置入一到两枚锚钉修复关节囊；或者通过从尺骨背侧在冠突骨折基底钻两个骨隧道，采用缝线修复，也可在关节镜下通过叉韧带导向器完成操作。[13,14] 见图5－15。

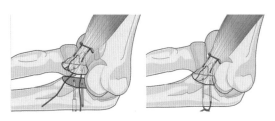

图5－15　冠突骨折原位缝合法

简单骨折，骨折块小于50%冠突高度的冠突骨折，骨折块可以采用1～2枚2.7 mm的空心或实心的拉力螺钉固定，最好在其中一个螺钉中加用一个垫圈。J. G. Moon等[15]报道了生物力学上由后向前的螺钉优于由前向后的螺钉。由于该部位表面软组织结构多，骨折位置离切口位置深，往往难以将钻头和螺钉置入理想的位置。必要时可能需要内上髁截骨、旋前圆肌止点松解显露骨折部位。见图5－16。

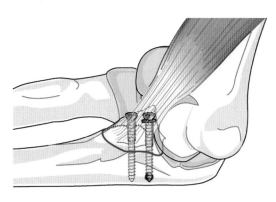

图5－16　冠突骨折空心螺钉固定法

对于像 O'Driscoll Ⅱ、Ⅲ型大的前内骨折块，可通过内侧入路置入一个前内的钢板，加或不加拉力螺钉以提供好的稳定性。冠突骨折块的受力是肱肌轴向的牵拉力和肱骨远端的前向切割力，前方的支撑钢板能够提供骨折块的稳定性并允许关节早期活动。见图5－17a、b。

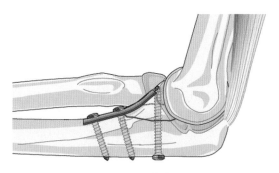

图5－17a　前内侧钢板固定冠突

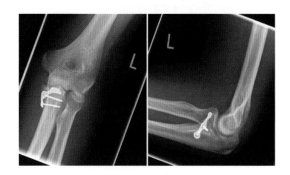

图5－17b　Ⅱ型固定方式通过内侧入路放置加层钢板固定冠突骨折的正侧位 X 线图像

在合并尺骨近端骨折脱位的冠突基底骨折，通过后方钢板，或者不经过后方钢板由后向前置入1～2枚拉力螺钉能提供好的骨折块稳定性。

对于粉碎性或不稳定的冠突骨折块，需要在冠突前方增加一个前方钢板，对于一些小的粉碎骨折块可结合上述提到的方法缝合固定（图5－18）。在那些严重粉碎的冠突骨折，自体髂骨取骨[16,17]、尺骨取骨，采用切除的桡骨头或异体植骨重建冠突是一个可考虑的选择。Ring 等[18]报道了8例采用切除桡骨头骨块重建冠突的肘关节恐怖三联征患者，均获良好疗效。

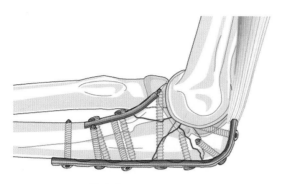

图 5-18 尺骨鹰嘴及冠突骨折前后双钢板固定

O'Driscoll Ⅰ型的冠突骨折常表现为肘关节外翻后外侧的旋转不稳，常见于恐怖三联征的患者[19]。在行桡骨头置换的病例中可通过外侧入路对小的冠突骨块进行关节囊的修复，对大的骨块进行螺钉固定。同样，在行桡骨头复位内固定的病例，可通过单纯的后方或辅助内侧入路对小的冠突骨块进行

关节囊的修复，对大的骨块进行螺钉固定。见图 5-19。

O'Driscoll Ⅱ型的冠突骨折块可大可小，常为肘关节内翻后内侧旋转不稳所致，前内侧关节面骨折、半脱位或脱位，可合并外侧副韧带损伤，通过后侧入路，外侧开窗处理外侧韧带复合体损伤，内侧小的骨块保守治疗，或者采用前内入路处理冠突骨折块，对于小的骨块进行关节囊的修复，对于大的骨块行支撑钢板固定。见图 5-20。

O'Driscoll Ⅲ型骨折，常有 1～2 个大的骨折块，这些需要通过或者在背侧钢板旁使用拉力螺钉固定。内侧的延伸入路和前内侧的钢板对于复位和固定是必要的。不可复位的冠突骨折常是因为骨质疏松或是骨折块极度粉碎的情况，重建肘关节的稳定性需要额外的铰链外固定架。[20]见图 5-21。

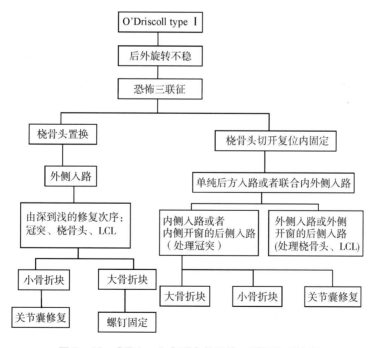

图 5-19 O'Driscoll Ⅰ型合并恐怖三联征处理流程

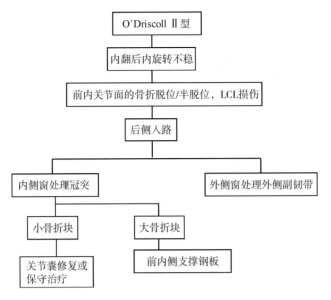

图 5-20　O'Driscoll Ⅱ型骨折处理流程

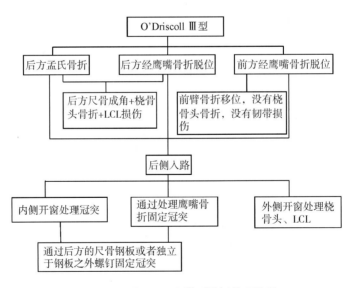

图 5-21　O'Driscoll Ⅲ型骨折处理流程

参 考 文 献

[1] CAGE D J N, ABRAM R A, CALLAHAN J J, BOTTE M J. 1995. Soft tissue attachments of the unlnar coronoid process. Clini Orthop Relat Res, 320：154-158.

[2] CAGE D J, ABRAMS R A, CALLAHAN J J, et al. 1995. Soft tissue attachments of the ulnar coronoid process. An anatomic study with radiographic correlation. Clin Orthop, 320：154-158.

[3] SCHNEEBERGER A G, SADOWSKI M M, JACOB H A. 2004. Coronoid process and radial head as posterolateral rotatory stabilizers of the elbow. J Bone Joint Surg Am, 86：975-982.

[4] BUDOFF J E. Coronoid fractures. 2012. J Hand Surg Am, 37：2418-2423.

[5] WAKE H, HASHIZUME H, NISHIDA K, et

al. 2004. Biomechanical analysis of the mechanism of elbow fracture – dislocations by compression force. J Orthop Sci, 9：44 – 50.

［6］REGAN W, MORREY B. 1989. Fractures of the coronoid process of ulna. J Bone Joint Surg (Am), 71：1348 – 1354.

［7］O'DRISCOLL S W, JUPITER J B, COHEN M S, RING D, MCKEE M D. 2003. Difficult elbow fractures：pearls and pitfalls. Instr Course Lect, 52：113 – 134.

［8］STEINMANN S P. 2008. Coronoid process fracture. J Am Acad Orthop Surg, 16 (9)：519 – 529.

［9］REICHEL L M, MILAM G S, REITMAN C A. 2012. Anterior approach for operative fixation of coronoid fractures in complex elbow instability. Tech Hand Up Extrem Surg, 16 (2)：98 – 104.

［10］MATHEW P K, ATHWAL G S, KING G J. 2009. Terrible triad injury of the elbow：current concepts. J Am Acad Orthop Surg, 17 (3)：137 – 151.

［11］KLOEN P, BUIJZE G A. 2009. Treatment of proximal ulna and olecranon fractures by dorsal plating. Oper Orthop Traumatol, 21 (6)：571 – 585.

［12］RING D, JUPITER J B, SIMPSON N S. 1998. Monteggia fractures in adults. J Bone Joint Surg Am, 80 (12)：1733 – 1744.

［13］HAUSMAN M R, KLUG R A, QURESHI S, GOLDSTEIN R, PARSONS B O. 2008. Arthroscopically assisted coronoid fracture fixation：a preliminary report. Clin Orthop Relat Res, 466 (12)：3147 – 3152.

［14］KANG L Q, DING Z Q, SHA M, HONG J Y, CHEN W. 2009. A minimally invasive anterior approach to reduction and screw fixation of coronoid fractures. J Hand Surg Eur, 35 (3)：224 – 227.

［15］MOON J G, ZOBITZ M E, AN K N, O'DRISCOLL S W. 2009. Optimal screw orientation for fixation of coronoid fractures. J Orthop Trauma, 23 (4)：277 – 280.

［16］CHUNG C H, WANG S J, CHANG Y C, WU S S. 2007. Reconstruction of the coronoid process with iliac crest bone graft in complex fracture – dislocation of elbow. Arch Orthop Trauma Surg, 127：33 – 37.

［17］KOHLS – GATZOULIS J, TSIRIDIS E, SCHIZAS C. 2004. Reconstruction of the coronoid process with iliac crest bone graft. J Shoulder Elbow Surg, 13：217 – 220.

［18］RING D, GUSS D, JUPITER J B. 2012. Reconstruction of the coronoid process using a fragment of discarded radial head. J Hand Surg (Am), 37 (3)：570 – 574.

［19］DOORNBERG J N, RING D. 2006. Coronoid fracture patterns. J Hand Surg Am, 31：45 – 52.

［20］NIKOLAOS M, IOANNIS S, ROGER H. 2012. Fractures of the ulnar coronoid process. Int. J. Care Injured, 43：989 – 998.

［21］DOMINIQUE M, ROULEAU M D, MSc, FRCS Management of Fractures of the Proximal Ulna J Am Acad Orthop Surg, 21：149 – 160.

［22］TOROS T, OZAKSAR K, SÜGÜN T S, KAYALAR M, BAL E, ADA S. 2012. The effect of medial side repair in terrible triad injury of the elbow. Acta Orthop Traumatol Turc, 46 (2)：96 – 101.

［23］SETH D, THOMAS F. 2013. Terrible triad of the elbow. Orthop Clin North Am, 44 (1)：47 – 58.

（编者：庄　泽　李智勇）

第六章 孟氏骨折（Monteggia 骨折－脱位）

尺骨干骨折合并桡骨头前脱位最早由意大利人 Giovanni Battista Monteggia 于 1814 年提出。Perrin 在 1909 年将此病命名为 Monteggia fracture dislocation，即 Monteggia 骨折－脱位。1958 年，乌拉圭骨科医生 Jose Luis Bado 详尽地描述了此病的受伤机制并提出了沿用至今的 Bado 分型。如今，Monteggia 骨折－脱位被定义为尺骨近端或中段骨折合并桡骨头多方向脱位或骨折的复杂损伤。

一、分型

Bado 分型（图 6-1）：1 型，尺骨中段或近 1/3 骨折合并桡骨头前脱位，尺骨骨折向前成角；2 型，尺骨中段或近 1/3 骨折并向后成角，合并桡骨头向后脱位且常有桡骨头骨折；3 型，尺骨冠突以远骨折合并桡骨头向外侧脱位；4 型，尺骨中段或近 1/3 骨折合并桡骨头前脱位，肱二头肌肌腱结节以远桡骨近 1/3 骨折。

还有一种简单的分型方式，将 Monteggia 骨折－脱位分为前外侧孟氏骨折（Anterolateral Monteggia Fractures）和后方孟氏骨折（Posterior Monteggia Fractures）。

后方孟氏骨折（Posterior Monteggia Fractures）指的是，尺骨近段骨折并向后成角、桡骨头向后脱位且多伴发桡骨头骨折及桡侧副韧带从外上髁撕裂，类似于 Bado 2 型，常常会引起肘关节及前臂的不稳。后方孟氏骨折的分型是由 Jupiter 等人提出的（图 6-2）：A 型，尺骨骨折发生在尺骨鹰嘴；B 型，尺骨骨折发生在干骺端；C 型，尺骨骨折发生在尺骨干；D 型，尺骨至少有两处骨折。越靠近尺骨近端的骨折，越容易

损伤上尺桡关节，若尺骨骨折发生在鹰嘴，常并发尺骨冠突的骨折。

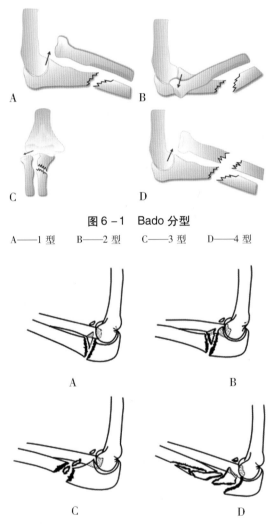

图 6-1　Bado 分型

A——1 型　　B——2 型　　C——3 型　　D——4 型

图 6-2　后方孟氏骨折分型：分 A、B、C、D 四型

二、治疗

Monteggia 骨折－脱位在儿童和成年人之间有明显的差异。桡骨头向前侧、外侧脱

位多发生于儿童病例中，桡骨头后脱位常常发生于成人病例中，这可能与骨质疏松有关。手术治疗的原则，重点是恢复并稳定尺骨的解剖力线，如果尺骨已正确复位并固定，桡骨头多能自动复位（图6-3）。在儿童中一般以弹性髓内针固定尺骨，在成年人中多以钢板和螺钉固定尺骨。

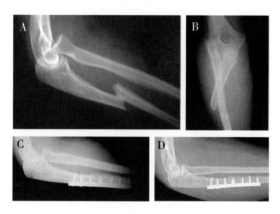

**图6-3　Monteggia 骨折-脱位成人病例
以钢板螺钉固定**

注：A 和 B——Bado 1 型 Monteggia 骨折-脱位，桡骨头向前脱位，常发生于儿童，在成人中不常见。C——术后尺骨复位不良，导致桡骨头仍处于半脱位状态。D——行翻修手术后，尺骨解剖复位，桡骨头复位，前臂力线及功能恢复。

儿童的 Monteggia 骨折-脱位中，对于对位对线较好的横形骨折以及短斜形骨折可以行手法复位，外加石膏固定等非手术治疗，而对于不稳定的、移位的骨折，则需行手术治疗。横形骨折和短斜形骨折可以通过髓内针固定，但长斜形骨折和粉碎性骨折最好是用钢板加螺钉的方式固定，术后再以石膏固定 1 w。

对于成年人建议立即行内固定手术，因为延迟固定会影响术后的功能。通常仅需暴露尺骨，用钢板和螺钉将尺骨解剖复位，脱位的桡骨头便可自动复位，若桡骨头仍不能复位或存在桡骨骨折，才需暴露桡骨。

后方孟氏骨折（Posterior Monteggia Fractures）不累及肱尺关节，该损伤常常发生在尺骨近端的干骺端，此时使用尺骨的背侧钢板能取得较好的效果（图6-4）。治疗原则：若尺骨发生骨折、移位及成角，应使尺骨解剖复位，使用背侧钢板固定并覆盖尺骨鹰嘴（图6-4B、C）；若发生肱尺关节不稳，如桡侧副韧带或尺骨冠突骨折，应修复该损伤恢复关节稳定性；另外还要考虑骨质疏松症和桡骨头是否需要置换等问题。

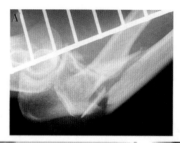

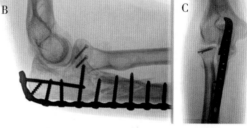

图6-4　后方孟氏骨折 B 型

注：A——骨折发生在尺骨干骺端，桡骨头向后脱位。B、C——折弯的尺骨背侧桥接钢板加螺钉固定可以跨过粉碎性骨折的部位使骨折复位后得到稳定的固定，并能防止尺骨向后成角移位。

三、手术技术（成人）

1. 切开复位，以钢板固定尺骨

（1）患者取仰卧位，上臂根部上止血带，上臂外展、前臂旋前或旋后置于外侧小桌上，肘下放置衬垫可防止尺神经受压，此体位可兼顾尺、桡骨的切开复位内固定术。当处理尺骨鹰嘴骨折时，可将患肢置于患者胸前。这两种体位都很常用，可根据术者习惯选择。见图6-5。

（2）在尺骨背侧，沿尺骨鹰嘴和尺骨茎突之间做一纵形切口（图6-6），切开皮

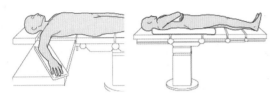

图6-5　孟氏骨折手术两种体位

肤、皮下，此处附着肌肉少，长度可根据骨折情况决定。若前臂肿胀严重，关闭此切口会有难度，可考虑在指伸肌背侧做切口，这样即使不能一期关闭伤口，也有肌肉保护骨折处，不至于直接暴露骨折端。

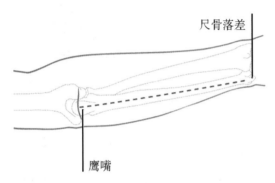

图6-6　前臂背侧入路

（3）在尺侧腕屈肌和尺侧腕伸肌肌腹之间钝性分离，进一步向深面暴露尺骨。向远端延长切口时，注意不要伤及尺神经背侧支（图6-7）。

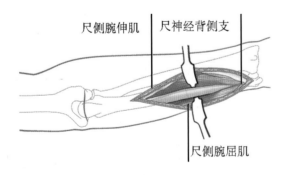

图6-7　前臂背侧入路显露界面

（4）探查骨折端后，在直视下解剖复位尺骨，用点状复位钳维持复位并保证不影响钢板的置入（图6-8）。

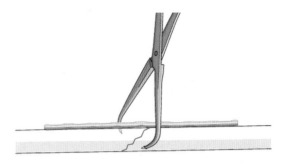

图6-8　骨折端复位后，用点状复位钳临时固定钢板和骨折端

（5）置入内固定物，需对骨折端加压，可以用一枚拉力螺钉垂直骨折线打入并配合使用保护钢板（图6-9），或者用加压钢板（图6-10）。

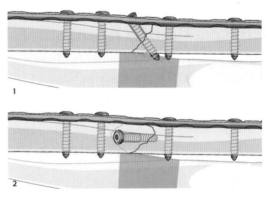

图6-9　1——拉力螺钉经钢板打入骨折断端进行加压；2——拉力螺钉直接打入，不经钢板（这种方法不适用于横行骨折）

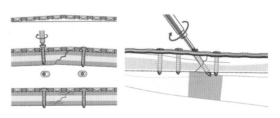

图6-10　用预弯的LC-DCP配合螺钉对骨折断端进行加压。对于斜行骨折，再加一枚拉力螺钉，可取得更好的效果

（6）钢板的位置可以根据需要放在尺侧腕伸肌下（A）、尺侧腕屈肌下（B）或两者之间（C）（图6-11），由于C处放置钢

板会突出于皮下且会产生激惹症状，所以多选择 A、B 处。骨折线两端至少要各置入 3 枚螺钉、穿过 6 层骨皮质。

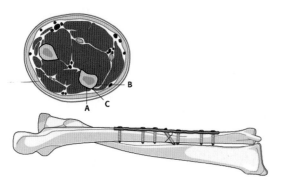

图 6-11　钢板放置的位置
注：A——尺侧腕伸肌下；B——尺侧腕屈肌下；C——两肌肉之间。

（7）尺骨解剖复位后，桡骨头多可自动复位，若桡骨头仍不能复位或活动后再次脱位，往往提示环状韧带或关节囊嵌入关节面。若桡骨头向前、外侧脱位，需做一个外侧入路（如后文），若桡骨头向后脱位，则选择 Speed and Boyd's 入路（见后文），最后将嵌入的软组织拉出并修复［图 6-12（1）］。

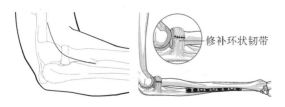

修补环状韧带

图 6-12（1）　通过外侧入路，修复环状韧带

（8）术中用"C 臂"透视，确认"骨折-脱位"复位是否满意、钢板位置是否合适、螺钉长度是否满意。手法轻柔地检查肘部的屈、伸活动度，特别是前臂旋前和旋后的功能。

（9）检查满意后，可冲洗伤口，逐层缝合伤口，无菌敷料覆盖伤口，松开止血带。

术后处理：由于桡骨头脱位，术后需使用长臂石膏（跨过肘、腕部）制动 3 w。

体位：屈肘 90°，前臂置于术中旋转测试桡骨头处于最稳定时的位置，通常是旋后位。拆除石膏后方可活动肘部、腕部及旋转前臂。

尺骨解剖复位后，若桡骨头仍不能复位或活动后再次脱位，提示环状韧带或关节囊可能嵌入关节面。如桡骨头向前、外侧脱位，需做一个外侧入路，当桡骨头向后脱位，则选择 Speed and Boyd's 入路。这两个入路都可以很好地暴露桡骨头。

2. Speed and Boyd's 入路

（1）切口从肘关节近端 2.5 cm、肱三头肌腱外侧开始，向远端经过尺骨鹰嘴尖的外侧缘，沿着尺骨的边缘，止于尺骨近、中 1/3 交界处［图 6-12（2）］。

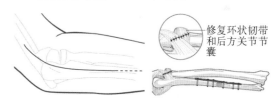

修复环状韧带和后方关节囊

图 6-12（2）　通过 Speed and Boyd's 入路，修复环状韧带和后方关节囊

（2）在肘肌和尺侧腕屈肌之间切开深筋膜，暴露尺骨的外侧缘（图 6-13）。

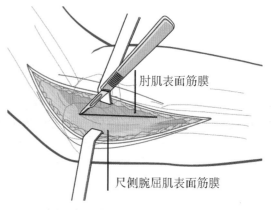

肘肌表面筋膜

尺侧腕屈肌表面筋膜

图 6-13　在肘肌和尺侧腕屈肌之间切开深筋膜，暴露尺骨的外侧缘

（3）在尺骨肘肌止点附近将肘肌切开，向桡侧翻起；暴露旋后肌，在尺骨旋后肌起点附近将旋后肌切开，向桡侧翻起，暴露桡骨头（图6-14、图6-15）。桡神经深支走行于旋后肌之中，该神经在桡骨头下3横指处，从桡骨前绕行于背侧，注意避免损伤桡神经深支。见图6-16。

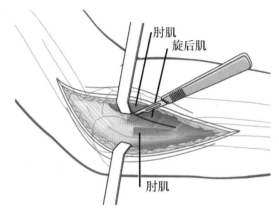

图6-14　切开肘肌、旋后肌

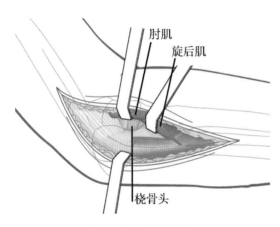

图6-15　暴露桡骨头

（4）如有需要，可在切口近端结扎骨间返动脉，而不是骨间背侧动脉。

3. 外侧入路

（1）切口从外上髁近端2 cm开始，向远端经肘关节跨过桡骨头，延长至肘关节以远5 cm左右。此时注意保护桡神经深支，可将前臂充分旋前，这样可最大限度地保护桡神经深支。见图6-17。

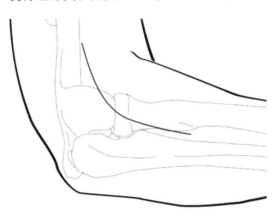

图6-17　外侧入路

（2）沿切口分离皮下组织和深筋膜，并切开尺侧腕伸肌和肘肌间的筋膜间隙。这一间隙在切口远端更容易找到（图6-18）。

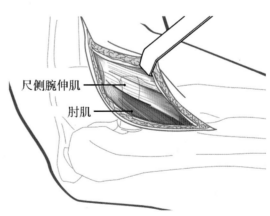

图6-18　切开肘肌和尺侧腕伸肌之间的筋膜间隙

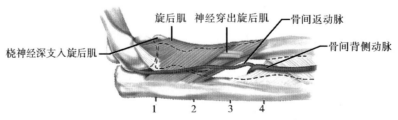

图6-16　桡神经深支走行于旋后肌之中

（3）将肘肌和尺侧腕伸肌分别向尺侧和桡侧牵开，显露切口近端深处的关节囊。切开关节囊，暴露桡骨头和环状韧带（图6-19）。

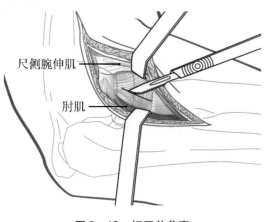

尺侧腕伸肌——

肘肌——

图6-19　切开关节囊

若桡骨头发生粉碎性骨折无法复位，考虑到切除桡骨头会使肘关节不稳，可行桡骨头置换术。

4. 桡骨头置换术

（1）患者取仰卧位，上臂根部上止血带，将患肢置于患者胸前，取外侧入路（如上述）。

（2）沿切口分离皮下组织和深筋膜，并切开尺侧腕伸肌和肘肌间的筋膜间隙，显露肘关节外侧关节囊。外侧关节囊结构经常因创伤而从外上髁上剥脱。

（3）横行切开环状韧带（孟氏骨折-脱位此韧带往往已损伤），在骨折部位稍近端切断桡骨颈。

（4）用磨钻或骨锉修整桡骨近侧骨髓腔，以便容纳假体柄。

（5）截断桡骨近端使之平整，以便它与假体柄之间均匀接触。

（6）使假体柄在髓腔内完全吻合，保证它与肱骨小头的接触是满意的，避免过度挤压假体。

（7）通过肘关节屈伸和旋转运动，在前后位及侧位方向来观察肱骨小头与假体的关系。

（8）使用假体试模证实了肱骨小头与假体间接触满意，且假体柄在桡骨髓腔匹配稳定后，置入最终假体。

（9）在肱骨小头旋转中心钻孔或用锚钉，缝合固定外侧关节囊组织。

（10）伤口置负压引流管，逐层关闭切口，加压包扎保护患肘维持在屈曲90°位。

若发生后方孟氏骨折（Posterior Monteggia Fractures），由于该类型尺骨的骨折更接近近端，因此要想使尺骨得到稳定的固定，应使用背侧钢板固定并覆盖尺骨鹰嘴，近端的第一颗螺钉最好与较远端的螺钉成直角，最近端的螺钉可以很长，甚至可以超过骨折线（图6-20），需要备12孔或16孔的长钢板。暴露尺骨和放置钢板时，要尽量保护周围的骨膜和肌肉等软组织，钢板可以放置在肱三头肌的止点上，或者将肱三头肌的止点纵向切开并向内侧、外侧稍钝性分离一点以便足够将钢板置入。

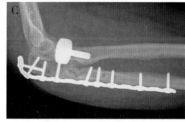
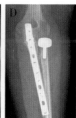

图6-20　后方孟氏骨折，行钢板固定尺骨＋桡骨头置换术

5. 陈旧性孟氏骨折手术治疗

陈旧性孟氏骨折致上肢畸形及功能障碍，保守治疗无明显疗效时，需行手术治疗（图6-21）。

手术步骤：

（1）患者取仰卧位，上臂根部上止血带，将患肢置于患者胸前，取Speed and Boyd's入路，切开皮肤、皮下。

（2）从尺侧腕伸肌和肘肌间暴露出肱桡关节，并进一步暴露上尺桡关节及尺骨骨

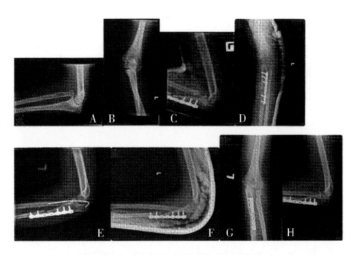

图 6-21　陈旧性孟氏骨折的手术治疗

注：A、B——陈旧性孟氏骨折 I 型、受伤 3 年；C、D——急性术后脱位；E——闭合复位，肱骨小头、桡骨头克氏针固定；F——6 w 时去除克氏针；G、H——随访 24 个月后，无脱位。

折端。

（3）清除肱桡关节及上尺桡关节间隙内的纤维瘢痕组织，探查环状韧带的损伤情况。

（4）对尺骨骨折已畸形愈合者，行尺骨斜形截骨，矫正成角畸形。可"Z"字延长尺骨至正常长度，如骨折延长后出现缺损，则取自体髂骨块嵌入植骨。

（5）用钢板和螺钉固定尺骨，再将脱位的桡骨头复位，术中被动屈、伸肘关节，旋转前臂，见活动接近正常，无阻力，桡骨头不会脱位，证明尺骨畸形矫正满意。

（6）重建环状韧带，可用肱三头肌筋膜或掌长肌腱重建环状韧带。若有需要，可用克氏针将肱桡关节暂时固定。

（7）尺骨截骨处置负压引流管，逐层关闭伤口，松开止血带。

术后处理：

术后需使用长臂石膏（跨过肘、腕部）制动 6 w。体位：屈肘 90°，前臂置于术中旋转测试桡骨头处于最稳定时的位置，通常是旋后位。拆除石膏后方可活动肘部、腕部及旋转前臂。6 w 后可拔出固定肱桡关节的克氏针。

参 考 文 献

[1] BADO J L. 1967. The Monteggia lesion. Clin Orthop, 50：71 - 86.

[2] KONRAD G G, KUNDEL K, KREUZ, P C, et al. 2007. Monteggia fractures in adults long - tern results and prognostic factors [J]. J Bone Joint Surg Br, 89 - B：354 - 360.

[3] JUPITER J B, LEIBOVIC S J, RIBBANS W, WILK R M. 1991. The posterior Monteggia lesion. J Orthop Trauma, 5：395 - 402.

[4] RING D, JUPITER J B, SIMPSON N S. 1998. Monteggia fractures in adults. J Bone Joint Surg Am, 80 - A：1733 - 1744.

[5] RING D, JUPITER J B, WATERS P M. 1998. Monteggia fractures in children and adults. J Am Acad Orthop Surg, 6：215 - 224.

[6] BOYD H B, BOALS J C. 1969. The Monteggia lesion：a review of 159 cases. Clin Orthop, 66：94 - 100.

[7] EGOL K A, TEJWANI N C, BAZZI J, SUSARLA A, KOVAL K J. 2005. Does a Monteggia variant lesion result in a poor functional outcome？：a retrospective study. Clin Orthop, 438：233 - 238.

[8] EATHIRAJU S, MUDGAL C S, JUPITER J B.

2007. Monteggia fracture – dislocations. Hand Clin, 23 (2): 165 – 177.

[9] STRAUSS E J, TEJWANI N C, PRESTON C F, EGOL K A. 2006. The posterior Monteggia lesion with associated ulnohumeral instability. J Bone Joint Surg Br, 88 (1): 84 – 89.

[10] ALEXANDER M G, GRAHAM H K. 2011. Dislocations of the elbow in children. In: Stanley D, Trail I, eds. Operative Elbow Surgery. New York: Churchill Livingstone, 214 – 221.

（编者：王 哲 李智勇）

第七章　桡骨头骨折

一、概述

桡骨头骨折是成人最常见的肘部骨折，大约占肘部骨折的 1/3，占全身骨折的 1.7%～5.4%，约 85% 的桡骨头骨折见于 20～40 岁的青壮年，可以单独发生或者合并其他肘关节损伤。在肘关节复合损伤中，桡骨头骨折可合并内侧副韧带断裂、尺骨冠突骨折、尺骨鹰嘴骨折、孟氏骨折等损伤。因此，对于桡骨头骨折的患者，应该详细检查以确定是否合并其他损伤。

桡骨头骨折最常见于摔倒时肘部伸直伴前臂旋前的体位。生物力学研究表明，在这一体位下，桡骨头承受着由腕关节传导过来的大部分应力。当跌倒时，肘部相对于身体外旋，同时身体重量沿腕关节传导到肘部对肘部施加一个轴向应力，前臂为支撑身体向外移位对肘关节施加一个外翻应力。正是这种外旋、轴向、外翻的应力使桡骨头与肱骨撞击，导致桡骨头骨折。另一种情况是后外侧旋转不稳造成桡骨头骨折，当肘关节外侧韧带复合体受损时，肘关节处于半脱位状态，易造成桡骨头的剪切骨折。

对于桡骨头骨折，过去经常采用桡骨头切除或者外固定保守治疗的方法。桡骨头是前臂重要稳定结构，桡骨头切除后，桡骨长度缩短，造成桡骨向近端移位，进而造成尺骨弯曲、下尺桡关节脱位等影响。相关研究表明外固定保守治疗效果欠佳，拆除外固定后肘关节活动度有一定程度下降。随着局部解剖及骨折治疗方法的进步，目前对于桡骨头骨折的处理方法有了很大的提升。

二、骨折分型

目前临床上应用最广泛的分型为 Mason 分型。Hotchkiss 在 Mason 分型的基础上制定了治疗策略，对临床应用有指导意义。Ⅰ型骨折为桡骨头或颈无移位或轻度移位的骨折，关节内骨折移位小于 2 mm 或边缘骨折。这类骨折对前臂旋转无机械性阻挡，前臂旋转受限是由急性疼痛和肿胀造成的。这类骨折可行非手术治疗。Ⅱ型骨折为桡骨头或颈骨折移位大于 2 mm，骨折无粉碎或者粉碎不严重。这类骨折如果不固定骨折端不影响肘关节稳定性，骨折端对肘关节活动无机械性阻挡，可行保守治疗。除此之外，应行手术治疗。Ⅲ型骨折为桡骨头或颈的严重粉碎性骨折，这类骨折不能行复位内固定术，可行桡骨头切除术或者桡骨头置换术。见图 7 - 1。

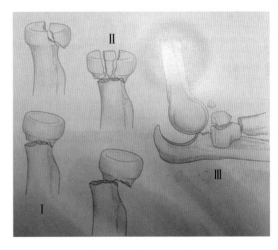

图 7 - 1　Mason 分型

三、诊断

1. 病史及体征

当患者表示摔倒时前臂支撑着地，随后出现肘关节肿胀，外侧触痛，肘关节、前臂活动受限时，检查者应特别注意桡骨头骨折的可能。检查者观察患者肘部时应注意肘部肿胀程度，是否有瘀斑及瘀斑的部位，这提示可能存在的韧带损伤。检查者应仔细触诊桡骨头、肱骨远端、尺骨近端、肘关节内外侧、前臂骨间膜、下尺桡关节及肩关节和腕关节。注意合并损伤的判别。在行肘关节活动度检查时应先行关节穿刺，抽吸关节内积血，以减轻肿胀及疼痛，从而帮助判断是否有机械性阻挡。检查者应同时注意检查有无合并神经血管损伤。

2. 影像学检查

要清楚地显示桡骨头和颈骨折要进行肘关节前后位（图7-2）、侧位、斜位的 X 线片检查。侧位片显示桡骨颈的压缩性骨折最佳。如果高度怀疑桡骨头骨折，常规 X 线片表现不明显，应行桡骨旋转不同角度的摄片检查。如肘部外伤史明确，体检或 X 线片上发现肘关节前后脂肪垫隆起（Sail 征），强烈提示存在桡骨头骨折。在肘关节侧位片上，从桡骨中轴画一直线，正常情况下这条直线应通过肱骨小头中心。在儿童难以诊断的桡骨头骨骺骨折中，这条线不通过肱骨小头的中心，可以帮助诊断。

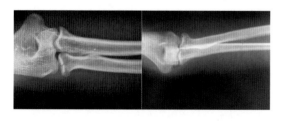

图7-2 桡骨头关节面骨折和桡骨颈骨折

CT 检查可用于判定骨折类型，可以发现一些 X 线片不能发现的微小骨折，有助

于手术计划的制订。MRI 检查可以提供更多关于软组织损伤的信息，但这一检查不是必需的。

四、治疗方法

制订治疗方案时应综合考虑如下因素：桡骨头骨折形态，是否合并其他骨折，是否合并肘关节轴向或者旋转不稳，周围软组织的损伤程度，是否合并神经血管损伤。

在行肘关节体检时，许多医生推荐行关节腔抽吸积血。方法如下：

（1）对肘关节外侧皮肤消毒。

（2）由桡骨头、肱骨外上髁和鹰嘴构成一个想象中的三角形，此三角形区域中心即为穿刺点。

（3）对皮肤用利多卡因麻醉。

（4）让患者前臂保持旋前位置（减少桡神经损伤的可能性），将注射器针头垂直皮肤向肘关节内侧刺入关节腔，抽出关节腔内积血。

（5）可在同一位置进行关节腔内注射局麻药。

对于 Mason Ⅰ 型骨折来说，可以进行非手术治疗。解除疼痛对早期进行肘关节功能锻炼很重要。立即减轻疼痛最好的方法就是进行关节抽吸外加关节腔注射局麻药。对于这类患者可以立即活动肘关节，如果疼痛剧烈，可临时使用悬吊带进行悬吊固定，固定 2～3 天后要求患者进行主动肘关节活动训练。给予患者口服药物及冰袋冷敷消肿治疗。可同时给予患者镇痛药物口服，指导患者在疼痛能够耐受的情况下进行全面的肘关节活动。肘关节活动度一般于损伤后前 6 w 内逐渐改善，并于 12 w 内恢复到功能性范围。每周行 X 线复查以评估是否出现骨折移位。无移位骨折经过积极早期活动锻炼可获得85%～90%的优良结果。如果锻炼过程中出现骨折移位、肘关节活动度无法恢复、前臂旋转受限等情况，可以后期行手术治疗。

对于 Mason Ⅱ 型骨折来说，如果不固定骨折端不影响肘关节稳定性，骨折端对肘关节活动无机械性阻挡，可行非手术治疗。相关研究表明，如果骨折块累计超过桡骨头关节面的 1/3，对于无粉碎骨折的情况，应选择切开复位内固定术。如果骨折块较小或较碎，或骨质疏松难以牢固固定，可行骨块切除术。但要注意，切除的骨块不应超过桡骨头周径的 1/3，不能累及桡骨头内侧半月形关节面。由于可能引起桡骨头半脱位，大多数学者不主张进行骨块切除。见图 7-3 至图 7-6。

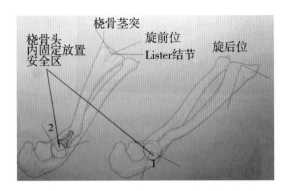

图 7-5　内固定安全区

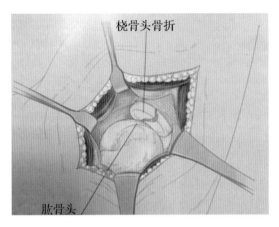

图 7-6　显露骨折线

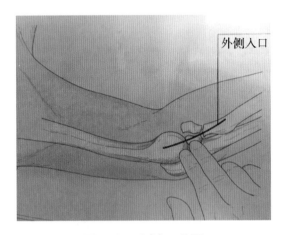

图 7-3　手术切口位置

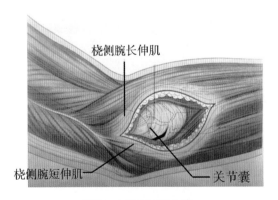

图 7-4 显露环状韧带

对于 Mason Ⅲ 型骨折来说应选择手术治疗，治疗方式主要是桡骨头切除术或桡骨头置换术。过去，桡骨头切除术是治疗桡骨头和桡骨颈粉碎性骨折的金标准。然而，近年来，用假体置换桡骨头已成为许多外科医生治疗这类创伤的选择之一。单纯切除桡骨头可缓解疼痛，获得良好的肘关节活动度。但其缺点包括前臂旋转能力减弱，握力下降，桡骨缩短造成腕关节疼痛、活动受限等。因此，单纯桡骨头切除术适用于无肘关节不稳且对肘部功能要求较低的老年患者。金属人工桡骨头置换术的结果是关节活动范围基本与原来一致，桡骨向近端移位减少，是一种临床结果较好的治疗方法。

五、手术入路

对于桡骨头骨折手术，患者体位为仰卧位，麻醉方式为全身麻醉或臂丛神经阻滞麻醉。需将患肢置于手术桌上，或者将患肢放置于胸前。上肢近端绑止血带，术中加压。术前 30 min 内预防性应用抗生素。在麻醉后应再次检查肘关节活动度及稳定性。

肘后侧正中切口经过尺骨鹰嘴顶端侧方，这种切口可以延伸，可以向内外侧牵开显露内外侧组织，适合桡骨头骨折合并冠突、内外侧副韧带等多发复合损伤。

桡骨头手术经典入路为 Kocher 入路，通过该入路可将尺侧腕伸肌向前方牵拉而显露桡侧副韧带复合体。该入路显露桡骨头靠后，对于固定桡骨头前外侧骨折较为困难，同时可能对尺侧副韧带造成医源性损伤，这是 Kocher 入路的缺点。

劈裂指总伸肌（EDC）入路可用于显露桡骨头的前侧及外侧部。在桡骨头中部纵向劈裂指总伸肌，切开桡侧副韧带及环状韧带即可显露桡骨头。此入路可避免破坏后外侧韧带复合体。在此切口下，将桡侧副韧带从肱骨外上髁处向前牵拉，可以进入关节内进行相关操作。

一般来说，当外侧副韧带已经断裂时，最好选择 Kocher 入路；当外侧副韧带完整时，则选择劈裂指总伸肌入路。见图 7-7。

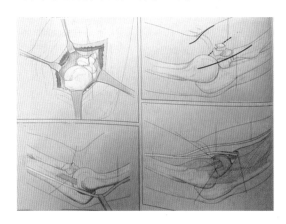

图 7-7　手术入路的选择

六、手术方法

1. 切开复位内固定术

相关研究表明如果骨折块超过 3 块，粉碎程度较高，那么内固定术后易发生骨不连、前臂旋转功能受限。因此，对于切开复位内固定术应严格掌握指征。内固定桡骨头骨折时必须掌握"安全区"这一概念。安全区是指桡骨头上不参与上尺桡关节的区域，以及前臂处于旋转中立位时，位于桡骨头外侧大约 110° 的区域。内固定物放置于该区域不会撞击上尺桡关节。

还有另外一种观点认为安全区位于桡骨头上相当于桡骨茎突和 Lister 结节之间约 90° 的直角区域。在术中可以利用软骨形态来辨别安全区，安全区软骨一般呈淡灰色且较薄，涉及关节面的软骨呈白色且较厚。术中骨折复位后可用克氏针临时固定，由于克氏针固定术后可发生迁移，因此要绝对避免用克氏针作为最终的内固定物。

对于不累及桡骨颈的骨折，可使用细小螺钉进行固定，如 Herbert 螺钉、3.0 mm 空心螺钉、Accutrak 螺钉（图 7-8）。术中注意将螺钉埋头于关节面以下，螺钉不要穿透对侧皮质，以避免影响前臂旋转或引起周围软组织炎症。桡骨颈骨折或累及桡骨头的复杂骨折常常是压缩性骨折，需要植骨以支撑桡骨头，可采用微型钢板加螺钉的方式固定。取骨的部位可以是髂骨、同侧肱骨外上髁或尺骨鹰嘴。内固定物可选择微型"T"形钢板或"L"形钢板、预弯解剖型桡骨头锁定钢板等。见图 7-9。无移位的桡骨头-颈骨折中，可单纯使用穿越式空心螺钉固定，手术效果比较满意。对于桡骨颈压缩性骨折可以单纯使用螺钉固定，从而避免使用接骨板的并发症。手术方法为，先将桡骨头复位并使用克氏针临时固定，然后使用 2 枚螺钉从近端桡骨头边缘打到远端桡骨颈的对侧皮质，2 枚螺钉呈"十"字交叉放置（图7-10）。该方法的优点是减小了内固定物与环状韧带的摩擦，术中骨膜剥离较少，降低了对血供的破坏，与钢板固定相比减小了骨间背侧神经损伤的风险。

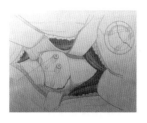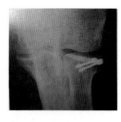

图 7-8　桡骨头关节面骨折螺钉固定

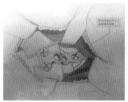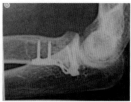

图 7-9　mason Ⅲ型骨折钢板固定

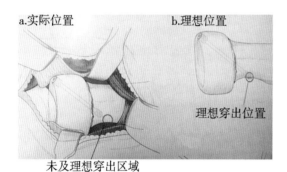

图 7-10　桡骨颈骨折螺钉固定

2. 骨块切除术

对于非桡骨关节面，移位的骨块大小不及桡骨头的 1/4，骨折块无法进行手术复位内固定且骨折块保留会影响肘关节活动的，可行骨折块切除术。如果骨折块是软骨成分，在 X 线片上可能无法发现。可根据患者的全身及局部情况选择开放手术或关节镜技术进行骨折块切除。术中注意，骨块切除后应重新拼装检查桡骨头是否完整，以免在关节内遗留骨块。

3. 桡骨头置换术

桡骨头置换术指征为无法重建的有明显移位的桡骨头骨折，同时伴有肘关节脱位或已知存在有侧副韧带或骨间膜撕裂。目前应

用的桡骨头假体有单款金属桡骨头、压配式柄、双极桡骨头等。目前金属桡骨头成为桡骨头置换术的首选。双极桡骨头可方便地在术中调整桡骨头的厚度，避免关节内压力过高而发生术后肘关节的疼痛和活动受限，使用广泛。

术中需切开环状韧带显露桡骨头，当肘关节内翻、前臂旋后位时显露得更清楚。可使用截骨导向器判断桡骨头切除的方向和高度，通常于肱二头肌粗隆近端横断桡骨颈。切除的桡骨头可作为选择假体型号的模板。使用开髓钻、磨钻和髓腔锉处理桡骨近端髓腔，将髓腔扩至合适的深度和大小，必须精确恢复桡骨的长度。如果使用组配式假体，将试模头安装在假体柄上，全范围活动肘关节和前臂，仔细检查桡骨头假体的活动轨迹以及桡骨头和肱骨小头之间的关系。可在 X 线透视下评估远端尺桡关节的变化以及肱尺关节的内外侧间隙变化，以确定桡骨头的最佳大小及最佳位置。确定活动轨迹良好且力线正常，可取出假体试模，置入最终的假体。根据假体设计以及假体柄在髓腔内的稳定性，可选择骨水泥固定或压配固定。桡骨头置入后应再次评估肘关节的活动度及稳定性。

4. 桡骨头切除术

对于明显移位的桡骨头骨折，桡骨头过于粉碎而无法解剖复位获得坚强稳定内固定的桡骨头骨折，均可行桡骨头切除术或同时行桡骨头置换术。手术方法为进入关节囊后去除所有游离骨块，并于肱二头肌粗隆近侧横行截断去除桡骨头，同时切除骨膜防止新骨形成。注意桡骨头切除后应体查及 X 线评估肘关节及前臂的稳定性。相关研究表明，桡骨头切除后肘关节的稳定性会发生变化，可能会导致一系列的问题，因此越来越多的学者建议早期行桡骨头置换术。

5. 关节镜手术治疗

随着关节镜技术的发展，关节镜下进行

桡骨头骨折的治疗被越来越多的临床医生所接受。关节镜下进行手术具有感染率较低、微创美容等特点，但关节镜治疗的手术指征尚不明确，手术效果尚不明确，此种治疗方法对手术医生的技术水平要求较高。见图7-11。

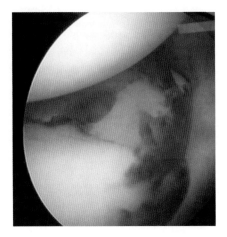

图7-11　关节镜辅助下桡骨头骨折复位

关节镜下撬拨复位固定方法，以近端前内侧入路进入关节镜，近端前外侧入路置入刨刀、等离子刀，探查清除相关结构，用刨刀、等离子刀修整损伤软骨，清理增生滑膜组织。用探钩清理骨折块间的血凝块组织，改在前外入路置入探针或克氏针，在关节镜监视下将探针或克氏针插入骨折间隙，向近端撬拨复位。骨折达解剖复位后，可用克氏针临时固定，旋转活动肘关节观察骨折块是否稳定，然后可采用1.0 mm克氏针或Harbert钉固定骨折块。

关节镜下桡骨头切除方法为，镜头自近端前内侧入路放入，工作器械自前外侧入路放入，先用刨刀清理滑膜以充分显露关节面，待明确诊断后即可处理前间室中的游离体和炎性滑膜组织。当在肘关节外侧建立两个入路时，镜头应放在较近端入路内。当镜头放在软点入路时，建立辅助软点入路时，应以穿刺针在肱桡关节外侧接近桡骨头后再用锐刀切开。注意不要切断环状韧带或过于

靠前建立此入路。还可以将镜头放置在后外侧入路，工作器械放置在软点入路进行操作。关节镜下放入刨刀切除软骨，之后引入磨钻，沿单一方向切除桡骨头至少5 mm，注意切除范围在环状韧带以上，旋转前臂有利于手术操作，等离子刀行创面止血、修整，术中屈伸肘关节及前臂旋前、旋后，观察肘关节的活动度及稳定性是否良好。对于体型较大患者，桡骨头后内侧较难切除，此时可将磨钻放在前外侧入路，向后朝向镜头进行操作。

七、术后康复锻炼

康复计划的制订主要依据合并骨折或韧带损伤情况以及修复损伤结构后的稳定性。如果单纯行桡骨头置换术而尺侧副韧带未受损，术后当天便可开始康复锻炼。对于合并有骨折、肘关节脱位或韧带损伤的患者应当于术后1天开始主动伸屈活动训练。注意在肘关节保持90°的情况下进行前臂的旋转锻炼，因为肘关节屈曲90°时肘关节内外侧副韧带承受的力最小。肘关节伸展时应将前臂保持在合适的旋转位。如果单纯外侧副韧带损伤，应置于旋前位；如果单纯内侧副韧带损伤，应置于旋后位；如果内外侧副韧带同时受损，前臂置于中立位。休息时应该将肘关节固定在90°且将前臂置于合适的旋转位置。亦可配合肘关节铰链支具进行功能锻炼（图7-12）。

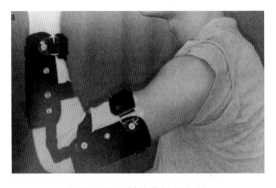

图7-12　肘关节铰链支具

参 考 文 献

［1］ DAUBER J A, NASPINSKY S R. 2010. Radial head fracture following a fall. J Orthop Sports Phys Ther, 40（1）: 30.

［2］ AHMAD R, et al. 2007. Open dislocation of the elbow with ipsilateral fracture of the radial head and distal radius: a rare combination without vascular injury. BMJ Case Rep, 24（12）: 860.

［3］ KAWOOSA A A, et al. 2010. Stable relocation of the radial head without annular ligament reconstruction using the Ilizarov technique to treat neglected Monteggia fracture: two case reports. J Med Case Rep, 2010, 4（1）: 1 - 6.

［4］ VAN RIET R P, MORREY B F. 2008. Documentation of associated injuries occurring with radial head fracture. Clin Orthop Relat Res, 466（1）: 130 - 134.

［5］ ZHOU Z Y, et al. 2009. ［A brief history of treatment for radial head fracture with radial head prosthesis.］ Zhonghua Yi Shi Za Zhi, 39（6）: 353 - 356.

［6］ ATHWAL G S, KING G J. 2010. Partial articular fracture of the radial head. J Hand Surg Am, 35（10）: 1679 - 1680.

［7］ AGASHE M V, AROOJIS A J. 2011. Incarceration of the radial head associated with a radial head fracture, radiocapitellar dislocation, and proximal radioulnar translocation. J Orthop Trauma, 25（9）: e94; author reply e94.

［8］ KIM E, et al. 2012. Three – dimensional analysis of acute plastic bowing deformity of ulna in radial head dislocation or radial shaft fracture using a computerized simulation system. J Shoulder Elbow Surg, 21（12）: 1644 - 1650.

［9］ STITGEN A, et al. 2012. Ulnar fracture with late radial head dislocation: delayed Monteggia fracture. Orthopedics, 35（3）: e434 - 437.

［10］ BRUINSMA W E, et al. 2014. Radiographic loss of contact between radial head fracture fragments is moderately reliable. Clin Orthop Relat Res, 472（7）: 2113 - 2119.

［11］ CAPO J T, et al. 2014. Fracture pattern characteristics and associated injuries of high – energy, large fragment, partial articular radial head fractures: a preliminary imaging analysis. J Orthop Traumatol, 2015 Jun; 16（2）: 125 - 131. doi: 10.1007/s 10195 - 014 - 0331 - x. Epub 2014 Dec 27.

［12］ MULLER M C, et al. 2011. Replacement of the comminuted radial head fracture by a bipolar radial head prosthesis. Oper Orthop Traumatol, 23（1）: 37 - 45.

［13］ PING L Y, et al. 2014. ［Operation for the treatment of radial head fracture with collapse of anterior articular surface.］ Zhongguo Gu Shang, 27（8）: 694 - 696.

［14］ ZHAO, Y. M. et al. 2014. Value of MRI in the diagnosis of radial head fracture with forearm interosseous membrane injury. Zhongguo Gu Shang, 27（1）: 74 - 77.

［15］ MCGOWEN J M, S J, AND S L. 2014. Koppenhaver, Fracture of the radial head. J Orthop Sports Phys Ther, 44（5）: 377.

（编者: 张文辉　李智勇）

第八章　尺骨鹰嘴骨折

由于尺骨的解剖较为复杂，鹰嘴骨折的治疗有时也会比较困难。随着对肘关节解剖以及生物力学方面的认识不断提高，近来对这一损伤的治疗有了一些新的进展。详细的术前评估非常关键，如果没能恢复尺骨近端正常的解剖形态，术后肘关节功能会有明显的障碍。治疗选择包括解剖钢板、髓内装置、强韧的张力带材料等。图8-1为尺骨鹰嘴骨折。

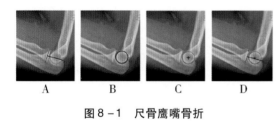

图8-1　尺骨鹰嘴骨折

一、解剖

肘关节是一个滑车关节，由三个关节构成：近侧尺桡关节、肱桡关节和肱尺关节。肘关节的稳定性有赖于各个骨性结构以及周围软组织的协调一致。尺骨鹰嘴和冠突组成大乙状切迹与肱骨滑车相关节。小乙状切迹位于尺骨近端的外侧面，与桡骨头相关节构成近侧尺桡关节。大乙状切迹的关节面上有一横行"裸区"分隔鹰嘴和冠突，除裸区以外，整个关节面均有透明软骨覆盖。

鹰嘴可以阻止尺骨相对于肱骨远端向前移位。肱三头肌肌腱止于尺骨鹰嘴后方的骨面，而在腱性组织的深面有一层肌肉组织直接止于鹰嘴。肘部主要肌肉的净矢量，主要包括肱三头肌、肱二头肌和肱肌，都指向背侧。冠突由尖端、体部、前内侧面和前外侧面以及高耸结节构成，完整的冠突可对抗后方移位和内翻应力。内侧副韧带前束止于高耸结节，肱肌和前关节囊附着在冠突尖端以远的骨面，近端少量的骨性冠突以及大量覆盖有软骨的部分均位于关节囊内。

二、损伤机制

尺骨近端骨折通常为直接或间接暴力作用于肘关节所致，多为低能量损伤。鹰嘴的直接暴力通常导致粉碎性骨折，而间接损伤，如肱三头肌收缩导致的撕脱性骨折，骨折类型多为横型或斜型。鹰嘴粉碎性骨折可能伴有累及关节面的中间骨折块，有时很难发现。充分了解这类中间骨折块至关重要，有利于恢复肱尺关节面的平整度，防止大乙状切迹出现医源性狭窄而导致撞击。

三、诊断

鹰嘴骨折的患者一般都有局部疼痛、肿胀，很多在外观上还有明显的畸形。关节活动范围大多明显下降，鹰嘴骨折通常会有伸肘受限。仔细评估血管神经功能可发现一些合并损伤。对于高能量损伤以及骨折脱位的患者，应警惕软组织以及血管神经结构损伤的可能，软组织覆盖的状况对于手术时机而言也是一个非常重要的考量因素。虽然骨筋膜室综合征在这类损伤中相对少见，但如果合并有更远端的前臂骨折，则可能出现严重的肿胀。

对于简单的非粉碎性骨折而言，肘关节正侧位片通常就足够了。在X线片上应注意肱尺关节或肱桡关节任何的不协调，并找出所有可能的骨折块。可在侧位片上测量肱桡比（radiocapitellar ratio，RCR），评价桡骨头的对线。RCR 是指桡骨头轴线与肱骨小头中心之间的最小距离与肱骨小头直径的比值（图 8-2）。评价桡骨头相对于肱骨小头的移位时，RCR 是一个很有用的数据。如果 RCR 的值超出 -5% ～ 13% 的正常范围，即可判定为对线不良。如果骨折粉碎存在中间骨折块，或者怀疑冠突前内侧面骨折，都应该进行 CT 检查。CT 检查以及三维重建有助于更加准确地判断骨折类型和骨折块的移位情况，这对于术前制订合理的手术计划是很有帮助的。

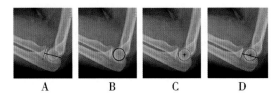

图 8-2 侧位片上通过肱桡比（RCR）来评价桡骨头的对线

注：RCR 是指桡骨头轴线与肱骨小头中心之间的最小距离与肱骨小头直径的比值。A——通过桡骨头中心作关节面的垂线；B——画出圆形的肱骨小头轮廓，测量其直径；C——确定肱骨小头的中心（＋）；D——测量桡骨头垂线与肱骨小头中心之间的最小距离。

四、分型系统

Morrey 根据肘关节的稳定性、骨折移位以及粉碎的程度提出了鹰嘴骨折的 Mayo 分型。Ⅰ 型为无移位或轻度移位的骨折；Ⅱ 型骨折移位但肘关节稳定性良好；Ⅲ 型鹰嘴关节面存在较大的骨折块，肘关节不稳。每一型又进一步分为 A、B 两个亚型，分别代表非粉碎性和粉碎性骨折。

Schatzker 分型将鹰嘴骨折分为六型，在少数骨折类型中，包括存在中间骨折块的情况，如 Mayo 分型的 Ⅱ 型和Ⅲ 型骨折，以及 Schatzker 分型的 B 型和 D 型骨折。（图 8-3）

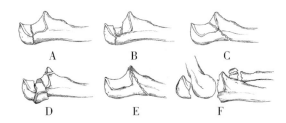

图 8-3 鹰嘴骨折的 Schatzker 分型

注：A 型——简单横形骨折；B 型——横形骨折伴中央关节面塌陷；C 型——简单斜形骨折；D 型——鹰嘴粉碎性骨折；E 型——骨折线位于滑车切迹以远的斜行骨折；F 型——鹰嘴骨折伴有桡骨头骨折，通常合并有内侧副韧带撕裂。

五、治疗

正如骨折治疗的 AO 原则所述，骨折固定的主要目标为解剖复位、稳定固定、保护软组织，早期关节活动防止相关的并发症。

1. 非手术治疗

鹰嘴骨折很少可以选择保守治疗，但如果患者不适合进行手术治疗，或患者要求不高，且骨折无移位，伸肘装置完整，也可进行非手术治疗。对于这些患者而言，需密切观察，明确骨折的解剖位置是否得以维持，愈合过程是否顺利。肘关节应该固定在最大屈曲位，以防止骨折端出现缝隙，通常在 45°～90° 之间缝隙会比较大。在确认完全骨性愈合之前，任何上肢负重以及活动性的伸肘活动都应该避免。术后 2 w 石膏拆除，改用可拆卸长臂夹板固定，行自主辅助关节活动度练习，每天 4 次，但需用长臂可拆卸式的夹板进行固定，直至影像学检查显示骨折愈合。

2. 手术治疗（图 8-4）

孤立的简单非粉碎性横型鹰嘴骨折通常可选择后路张力带钢丝（TBW）固定。TBW 对骨折端可形成动态加压的作用力。但是，对于粉碎性骨折和某些斜型骨折，TBW 是禁忌。如果鹰嘴骨折位于裸区以远，累及冠突基底部，一般也不适宜应用 TBW。方法：选用两根光滑的克氏针（1.6 mm 或

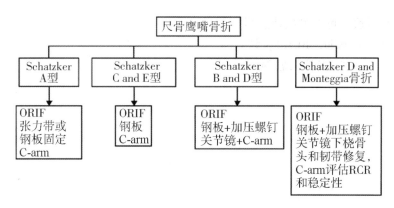

图8-4 治疗鹰嘴骨折的流程

注：C-arm——影像透视，C臂；IF——骨折块之间的加压螺钉；ORIF——切开复位内固定；RCR——肱桡比。

2.0 mm）从鹰嘴近端横穿骨折线，穿入尺骨前侧的骨皮质。突破第二层皮质以后，应将克氏针适当回退，以免损伤周围的软组织。用一根或两根18号钢丝，从肱三头肌肌腱深部穿过，再在尺骨背侧远折端至少远离骨折线2 cm处，钻一个直径2 mm的横行骨孔，成"8"字形穿入。然后将克氏针向张力带相反的方向折弯，并敲入肱三头肌肌腱深部。此外，髓内螺钉亦可用于纵向固定。

Wilson等最近对这一治疗方法提出了质疑，他们认为，预塑形的钢板固定横型鹰嘴骨折，可对骨折端形成更大的加压应力。此外，TBW与钢板固定相比，继发移位的风险更大，TBW术后需要拆除内固定的情况也更多见。

粉碎骨折或斜型骨折，如果应用张力带可能导致大乙状切迹的过度加压，而出现关节面狭窄。更为重要的是，张力带结构无法为复杂骨折提供足够的稳定性。在这些特殊的病例中，必须通过骨折块间螺钉以及钢板进行固定，以达到解剖复位牢固固定的目的。钢板固定手术一般采用后方直切口入路。术中必须保护肱三头肌止点，内固定物可以直接放置在肌腱的表面。

此外，还可在肌腱上做一个小的纵向切口，掩盖钢丝或钢板。有些病例，如果存在小的或粉碎性骨折块，可用Krackow或小的肌腱缝线进行缝合固定，重建肱三头肌肌腱

的止点。关节面粉碎骨折必须解剖复位，尽量减少关节面的裂隙和台阶，避免大乙状切迹狭窄，将早期骨关节炎的风险降至最低。

对于粉碎性骨折，我们强烈建议内固定并植骨。内固定前彻底冲洗关节腔，去除任何可能残留的骨碎屑。如存在中间骨折块，采用"贯穿螺钉"（home run screw）技术通常可使关节面的解剖复位内固定获得相当理想的效果。如果关节面粉碎，有必要直接显露关节面。肘关节外侧入路可作为后方直切口入路的替代方案。术中必须保护侧副韧带，避免继发关节不稳。为了更好地显露并固定嵌插或移位的关节内小骨折块，必要时可将鹰嘴近折块翻转。按照由远及近的顺序应用尽可能多的骨折块间螺钉复位固定各个骨折块，重建关节面。见图8-5。

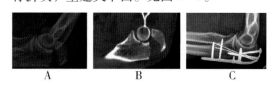

图8-5 关节内骨折块的诊断和治疗

注：侧位片（A）和矢状位CT（B）显示，鹰嘴骨折存在中间骨折块。C——内固定术后的侧位影像。在矢状位CT（图B）上可以清晰显示的中间骨折块，在X线片（图A）上很难发现。

在某些少见的病例中，鹰嘴骨折无法进行解剖复位内固定。严重粉碎的骨折

（如 Schatzker D 型）以及伴有骨缺损的开放性骨折，可能无法应用常规的手术方法。肱三头肌肌腱附着的近端骨折块应尽可能多的保留。有时也可用咬骨钳修整远折端和近折端，使关节面变得平整。然后再用钢板螺钉进行固定。在裸区，一定程度的骨缺损也是可以接受的。为了避免尺骨近端单纯后侧皮质相对短缩，应考虑适当植骨。在后方皮质牢固固定以后，非关节面的裸区存在的间隙也会逐渐被纤维组织填塞而获得稳定。为了进一步加强固定的稳定性，可用肌腱缝线穿过肱三头肌止点以及远折端的骨隧道进行缝合固定。对鹰嘴骨缺损的处理，主要基于相关的生物力学研究，比如要维持其稳定性，至少需要残留多少骨质。An 等认为，切除不超过 50% 的鹰嘴，不会导致肘关节的完全性失稳。

最近有生物力学研究显示，切除 12.5% 的鹰嘴就足以改变肘关节的稳定性。然而，切除不超过 75% 的鹰嘴都不会导致严重的肘关节不稳。在骨面上进行肱三头肌肌腱止点的重建时，应尽可能将其固定在背侧，以增加肱三头肌的长度。但是，即使在理想的位置上，也会导致 24% 的长度丢失。值得注意的是，所有的生物力学研究都假设肘关节的其他结构都是完整的。显然，除非鹰嘴骨折完全无法重建，否则都应该避免进行鹰嘴切除。

参 考 文 献

[1] VEILLETTE C J, STEINMANN S P. 2008. Olecranon fractures. Orthop Clin North Am, 39 (2): 229 – 236.

[2] SABAJPAL D, WRIGHT T W. 2009. Proximal ulna fractures. J Hand Surg Am, 34 (2): 357 – 362.

[3] DUEKWORTH A D, CLEMENT N D, AITKEN S A, et al. 2012. The epidemiology of fractures of the proximal ulna. Injury, 43 (3): 343 – 346.

[4] WIEGAND L, BERNSTEIN J, AHN J. 2012. Fractures in brief: olecranon fractures. Clin Orthop Relat Res, 470 (12): 3637 – 3641.

[5] PARKER M J, RICHMOND P W, ANDREW T A, et al. 1990. A review of displaced olecranon-fractures treated conservatively. J R Coil Surg Edinb, 35 (6): 392 – 394.

[6] MONTE L V D, VERCHER M S, NET R B, et al. 1999. Conservative treatment of displaced fractures of the olecranon in the elderly. Injury, 30 (2): 105 – 110.

[7] BAECHER N, EDWARDS S. 2013. Olecranon fraetures. J Hand Surg Am, 38 (3): 593 – 604.

[8] STORMONT T J, AN K N, MORREY B F, et al. 1985. Elbow joint contact study: comparison of techniques. J Biomech, 18 (5): 329 – 336.

[9] WINTER M, BALAGUER T, TABUTIN J. 2006. Bilateral patella cubiti. A ease report. J Bone Joint Surg Am, 88 (2): 415 – 417.

[10] HAMASAKI J. 1983. Measurement study of anatomical shape and size in Japanese elbow joints. Nihon Seikeigeka Gakkai Zasshi, 57 (1): 51 – 63.

[11] ROULEAN D M, SANDMAN E, VAN RIET R, et al. 2013. Management of fractures of the proximal ulna. J Am Acad Orthop Surg, 21 (3): 149 – 160.

[12] MATZON J L, WIDMER B J, DRAGANIEH L F, et al. 2006. Anatomy of the coronoid process. J Hand Surg Am, 31 (8): 1272 – 1278.

[13] COLTON C L. 1973. Fractures of the olecranon in adults: classification and management. Injury, 5 (2): 121 – 129.

[14] MORREY B F. 1995. Current concepts in the treatment of fractures of the radial head, the o-lecranon, and the coronoid. Instr Course Lect, 44: 175 – 185.

[15] BUIJZE G, KLOEN P. 2009. Clinical evaluation of locking compression plate fixation for comminuted olecranon fractures. J Bone Joint Surg Am, 91 (10): 2416 – 2420.

（编者：苏守文　陈郁鲜）

第九章 肱骨小头骨折

一、概述

肱骨小头骨折又称为 Kocher 骨折，是临床较为少见的一种肘部损伤，发病率占全部肘关节损伤的 0.5%～1.0%，约占全部肱骨远端骨折的 6%。临床常因骨折块小、骨折程度较轻而造成漏诊，延误治疗时机，导致肘关节功能障碍或肘关节不稳。

二、解剖及发病机制

肱骨远端以肱骨小头—滑车间沟为界分为内上髁和外上髁。外上髁包括关节面和非关节面，关节面部分即为肱骨小头，位于外上髁前下方。肱骨小头轴线向前与肱骨干轴线形成 15°夹角。见图 9-1。

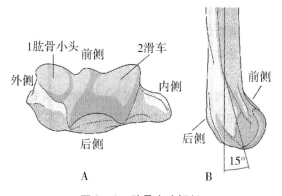

图 9-1 肱骨小头解剖

肘关节屈曲时桡骨头与前关节面相关节，肘关节伸直时桡骨头与下关节面相关节。

肱骨小头骨折为关节内骨折，受伤机制常为上肢伸直位跌倒，前臂旋前、手部撑地，暴力经手部沿桡骨干传递到桡骨头，撞击肱骨小头，造成骨折。

肱骨小头骨折常合并内侧、外侧副韧带损伤，肱骨外上髁和桡骨头骨折。

三、临床表现及诊断

肱骨小头骨折的临床症状缺乏特异性，通常表现为外伤后肘部肿胀、疼痛，伴随肘关节活动受限。

影像学检查：患者常规行肘关节正、侧位片，因骨折块包含较大关节软骨，故实际的骨折块比 X 线显示的更大。Ⅳ型骨折在侧位片上可表现出特征性的双弧征（double-arc sign），一个弧代表小头的软骨下骨，一个弧代表滑车外侧嵴。对于疑似患者，可进一步行 CT 检查明确诊断，并可了解骨折类型、数量、移位情况，有助于术前计划。

四、分型

肱骨小头骨折现阶段常用的临床分型有以下两种。

1. Bryan-Morrey 分型（图 9-2）

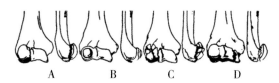

图 9-2 肱骨小头骨折的 Bryan-Morrey 分型

Ⅰ型：又称 Hahn-Steinthal 骨折，骨折块为一整体，其中大部分为肱骨小头骨质，不包含滑车部或只累及少许滑车部分。

Ⅱ型：又称 Kocher-Lorenz 骨折，骨折块组成主要为肱骨小头关节软骨及其下方极少量骨质。

Ⅲ型：又称 Broberg-Morrey 骨折，肱

骨小头关节面及其下骨质碎裂严重，可累及滑车关节。

Ⅳ型：为肱骨小头骨折并滑车大部分骨折。

2. Dubberley 分型（图 9 - 3）

Ⅰ型：肱骨小头骨折，有或没有累及滑车外侧嵴。

Ⅱ型：肱骨小头和滑车形成一个完整的骨折块。

Ⅲ型：肱骨小头骨折块和滑车骨折块相互分离。

根据是否合并肱骨后髁粉碎性骨折，又将Ⅰ～Ⅲ型骨折分为 A 亚型（不合并肱骨后髁粉碎骨折）、B 亚型（合并肱骨后髁粉碎骨折）两个亚型。

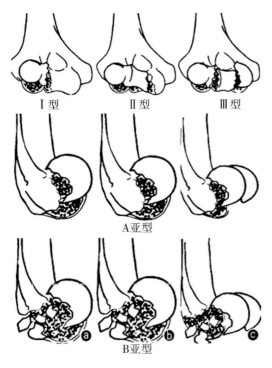

图 9 - 3　肱骨小头骨折的 Dubberley 分型

五、治疗

成人肱骨小头骨折治疗存在较多争议，包括切开复位内固定术、骨折碎块切除和假体置换等。

（一）手术方法

1. 切开复位内固定术

肱骨小头骨折为关节内骨折，骨折块几乎无肌肉或关节囊相连接，手法复位基本不能成功，或复位后无法维持。如果无法解剖复位，则会引起肘关节活动障碍或肘关节不稳，因此对于移位的可固定的骨折块，均应行解剖复位内固定术。

2. 骨折块切除

对于不能行切开复位内固定的 Bryan - Morrey 的Ⅱ型和Ⅲ型骨折，可行骨折块切除。行骨折块切除术后的患者，如术前不合并内侧副韧带损伤，术后不产生外翻不稳；如术前合并内侧副韧带损伤，切除骨折块后可产生外翻不稳。

3. 肘关节镜治疗

对于简单的肱骨小头骨折，可通过肘关节镜微创治疗，进行骨折复位、螺钉固定，或行骨折块切除。采用肘关节镜治疗可减少对周围软组织的损伤，降低术后肘关节活动障碍的发生。但不适用于治疗复杂的肱骨小头骨折或合并内外侧副韧带损伤的肱骨小头骨折。

4. 肘关节置换术

对于骨折无法修复或有关节退行性变的老年患者，可行肘关节置换术。

（二）手术入路

1. 肘关节外侧入路

（1）以肱骨外上髁为中心，切口起自近侧 5 cm，向远端切开，总长 8 ～ 10 cm，切开皮肤、皮下及深筋膜。

（2）纵向切开，将尺侧腕伸肌、伸肌总腱及关节囊向前方牵开，暴露骨折端。

术中注意保护外侧副韧带尺侧束，将前臂旋前，避免损伤桡神经深支。

2. 肘关节前侧入路（图 9 - 4）

（1）取肘前"S"形入路，起自肱二

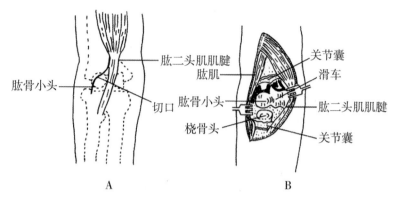

图9-4　肘关节前侧入路

头肌外侧缘，纵向向远端至肘横纹处，向外侧横过肘横纹约2 cm，向下止于远端2～3 cm，切口长8～10 cm，切开皮肤、深筋膜。

（2）将肱二头肌肌腱向内侧牵拉，显露肱肌，钝性分离肱肌并向外牵拉，注意勿损伤桡神经。

（3）切开关节囊，暴露骨折端。

（三）复位内固定

清除骨折端的血肿及骨碎片，将骨折块顺着肱骨干方向推向骨折端，使其解剖复位。

内固定物的选择包括：Accutrak无头螺钉（headless screw）、Herbert无头螺钉、松质骨螺钉、迷你螺钉（mini fragment screws）、带螺纹克氏针、重建钢板等。

首选 Accutrak 无头螺钉固定，其次是 Herbert 无头螺钉，再其次是松质骨螺钉。

骨折延伸至外侧柱或后外侧柱粉碎者，需用支撑钢板固定外侧柱。

六、术后康复及预后

术后康复方法取决于固定的稳定程度及韧带损伤情况。

（1）骨折固定稳定，无伴随损伤，术后可早期行肘关节功能锻炼。

（2）骨折固定稳定，外侧副韧带损伤，

术后石膏或支具固定肘关节屈曲90°旋前位6 w。

（3）内侧副韧带损伤者，术后固定于屈肘90°旋后位6 w。

（4）内外侧副韧带均损伤者，屈肘90°中立位固定6 w。

（编者：袁国辉　陈郁鲜）

参 考 文 献

[1] IMATANI J, MORITO Y, HASHIZUME H. 2001. Internal fixation for coronal shear fracture of the distal end of the humerus by the anterolateral approach. J Shoulder Elbow Surg, Nov-Dec；10（6）：554-557.

[2] RING D. 2009. Open reduction and interal fixation of an apparent capitellar fracture using an extended lateral exposure. J Hand Surg（Am），34（4）：739-744.

[3] GUITTON T G, DOOMBERG J N, RAAYMAKERS E L, et al. 2009. Fractures of the capitellum and trochlea. J Bone Joint Surg（Am），91（2）：390-397.

[4] UUCHELSMAN D E, TEJWANI N C, KWON Y W, et al. 2009. Open reduction and internal fixation of capitellar factures with headless screws. Surgical technique. J Bone Joint Surg（Am），91，（Suppl 2 Pt 1）：38-49.

[5] MITANI M, NABESHIMA Y, OZAKI A, et al.

2009. Arthroscopic reduction and percutaneous cannulated screw fixation of a capitellar fracture of the humerus: a case report. J Shoulder Elbow Surg, 18 (2): e6 - e9.

[6] DUBBERLEY J H, FABER K J, MACDERMID J C, et al. 2006. Outcome after open reduction and interal fixation of capitellar and trochlear fractures. J Bone Joint Surg (Am), 88 (1): 46 - 54.

[7] RUCHELSMAN D E, TEJWANI N C, KWOON Y W, et al. 2008. Open reduction and interal fixation of capitellar fractures with headless screws. J Bone Joint Surg (Am), 90 (6): 1321 - 1329.

[8] MAHIROGULLARI M, KIRAL A, SOLAKOGLU C, et al. 2006. Treatment of fractures of the humeral capitellum using Herbert screws. J Hand Surg (Br), 31 (3): 320 - 325.

第十章 恐怖三联征

恐怖三联症[1]早在1996年由Hotchkiss首先报道，指肱尺关节后脱位伴尺骨冠突骨折、桡骨头骨折及外侧副韧带损伤，可能伴或不伴内侧副韧带、伸肌总腱、屈肌-旋前肌止点损伤或肱骨小头、滑车切迹等软骨损伤。[2]见图10-1。

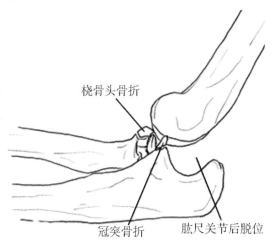

图10-1　恐怖三联症：桡骨头骨折、冠突骨折、肘关节脱位

标注：桡骨头骨折、冠突骨折、肱尺关节后脱位

一、肘关节的稳定结构

肘关节的骨性结构包括肱尺关节的骨性咬合、肱桡关节和上尺桡关节。其中，冠突是一个重要的骨性稳定结构，在肘关节屈曲时可防止肱骨远端相对尺骨向前突出脱位。在伸直位时承载肘关节的轴向压缩应力。

二、肘关节的肌腱韧带稳定结构

肘关节的动力性结构包括肱肌、伸肌总腱、屈肌、旋前肌肌腱；静力性结构包括内侧韧带复合体、外侧副韧带复合体和关节囊。内侧韧带复合体包括前束、后束和横束（图10-2），其中前束最重要，起于肱骨内上髁前下方，止于冠突，是抗外翻应力的主要稳定结构。外侧副韧带复合体是抗外旋转和内翻应力的主要稳定结构，由桡侧副韧带、环状韧带、外侧尺骨副韧带和副外侧韧带等构成（图10-3、图10-4）。外侧尺骨

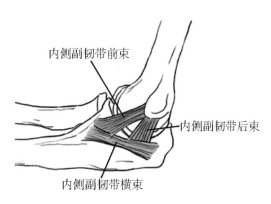

图10-2　内侧韧带复合体

标注：内侧副韧带前束、内侧副韧带后束、内侧副韧带横束

副韧带起自肱骨外上髁，绕过桡骨环状韧带止于尺骨旋后嵴，是肘关节维持后外稳定性的主要结构。Morrey等[3]指出，前关节囊作为次要稳定结构，在屈肘90°时提供约55%的抗外翻力和约13%的抗内翻应力，在肘关节完全伸直时提供约30%的抗外翻应力、32%的抗内翻应力和85%的抗牵引力。肘关节恐怖三联征中冠突骨折与复杂尺骨近端骨折累及的冠突骨折特点不一样，前者主要是小的骨折块（常小于冠突高度的50%），后者常为较大的骨折块（大于冠突高度的50%）。肘关节恐怖三联征的冠突骨折主要有两种，即横行骨折和前内侧关节面骨折。后内侧旋转不稳型的损伤常是前内侧关节面骨折，因为恐怖三联征中冠突骨折块

一般较小，所以不易进行固定。

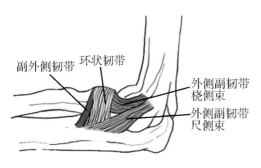

图 10 - 3 外侧韧带复合体

副外侧韧带
环状韧带
外侧副韧带
桡侧束
外侧副韧带
尺侧束

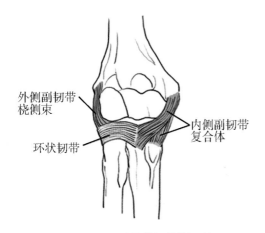

图 10 - 4 肘关节韧带前面观

外侧副韧带
桡侧束
内侧副韧带
复合体
环状韧带

三、受伤机制

恐怖三联征的损伤机制可分为摔倒导致的低能量损伤和高能量损伤。大部分低能量造成损伤的患者骨质量较差。大约 60% 的恐怖三联征是在站立时前臂旋后、肘关节外展伸直时摔倒，复合轴向和外翻应力作用下发生的。大约 1/3 的患者是从一个更高的高度摔倒损伤的环形暴力损伤机制，或者是运动损伤、车祸等损伤。[4] O'Driscoll 等认为这种损伤机制是通过"Horii 环形应力"发生的，软组织从外侧依次向前方和后方再到内侧发生损伤。[5] 损伤时首先出现肘关节外侧尺侧副韧带（LUCL）断裂，随后应力从肘关节前后方经骨性结构及软组织通过并撕裂关节囊，最后受到损伤的结构则是 MCL 的

前束。在这种受伤机制下，桡骨头会受到肱骨小头的压应力导致骨折，肘关节外翻使冠突尖部横形剪切下来。持续的肘关节外翻将使冠突尖部横形剪切下来，并使得内侧副韧带撕裂。

近年来，M. Fitzpatrick 等人提出[6]尺骨旋转方向是决定韧带损伤顺序重要的因素。脱位时组织的破坏：可从外向内，也可从内向外。在轴向暴力作用时，尺骨内旋时先损伤内侧结构，尺骨外旋时则先损伤外侧结构。由此推测：恐怖三联征损伤不一定均损伤外侧副韧带，也可能仅损伤内侧副韧带。

四、手术入路

（一）外侧入路

肘关节外侧入路包括 Kocher 入路、Kaplan 入路、Lateral column 入路[7]。选择原则是尽量避免增加软组织结构损伤。外侧入路方便显露肘外侧副韧带、冠突、前关节囊、桡骨头、伸肌总腱止点。Ring 等认为采用外侧入路虽便于处理桡骨头及肘外侧副韧带，但不易显露尺骨冠突，术中可切除桡骨头或将肱肌及关节囊向前剥离以帮助显露冠突；如处理尺骨冠突骨折困难，可加用内侧入路。

（二）后侧入路

在肘后作一切口，分别向两侧剥离筋膜皮瓣后，经肘内外侧间隙进入肘关节[8]。此入路可同时显露内外侧结构，适合伴尺骨鹰嘴骨折病例。

（三）内侧入路

可处理冠突骨折、内侧副韧带损伤及尺神经损伤。外侧入路显露冠突困难，术前有尺神经症状、内侧副韧带需要修补等情况下可考虑内侧入路显露。Garrigues 等[9]采用套索缝合技术及拉力螺钉固定冠突骨折，提

出如果术中需行桡骨头切除，可经外侧入路固定冠突骨折；如不切除桡骨头，宜采用内侧入路处理冠突骨折。

（四）前内侧入路

该入路方便处理尺骨冠突骨折和肘关节内侧韧带损伤。通过前内侧入路，劈开旋前肌群并将其和肱肌一起向外牵开，从前侧切开关节囊，可以直接显露和固定尺骨冠突骨折，使用螺钉或钢板固定，其固定效果优于缝合固定。

（五）联合入路

外侧联合前内侧入路，能较好显露桡骨头和冠突的结构，复位方便。使用外侧联合前内侧入路手术创伤更小，更利于显露和处理桡骨头骨折及尺骨冠突骨折。根据肘关节恐怖三联征的损伤机制，肘关节关节囊及韧带的损伤是从肘关节外侧开始延伸至肘关节内侧。通过外侧入路修复桡骨头骨折和肘关节外侧韧带复合体可重建肘关节的稳定性，通过前内侧入路可显露和修复尺骨冠突骨折。国内罗从风等人[10]报道了使用该联合

入路治疗恐怖三联征中，外侧入路用于处理桡骨头和外侧副韧带，前内侧入路用于暴露、修复尺骨冠突和内侧副韧带，取得了满意的手术效果。

五、修复的原则

首先，通过稳定尺骨冠突稳定肱尺关节。其次，对桡骨头骨折进行内固定或假体置换，经骨缝合或锚钉固定外侧副韧带修复以稳定外侧柱。最后，修复固定后如肘关节仍不稳定（在肘关节伸直30°～45°范围内仍存在关节后脱位），需修复内侧副韧带；如持续不稳定，可采用铰链外固定架固定肱尺关节3～6 w，并使肱尺关节保持在30°～45°。见图10－5。

术中对肘关节进行测试很重要，残留的半脱位和再脱位是主要的治疗挑战，即使石膏外固定仍然存在肘关节不稳定的可能，在离开手术室之前必须保证肘关节的稳定性。Morrey认为需保证在全屈状态到屈曲45°之间肘关节不能再脱位，Jupiter则认为去到屈曲30°也不再脱位或半脱位才算稳定。

对于桡骨头和冠突骨折的处理详见本书

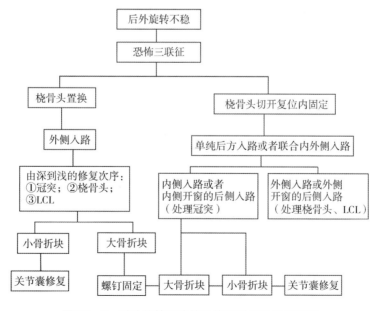

图 10－5　后外旋转不稳的恐怖三联征的修复流程

相应章节。

（一）关于桡骨头的处理

桡骨头是对抗肘关节前后移位和维持外翻稳定的一个重要辅助结构，虽然很多学者使用人工假体置换处理桡骨头骨折，但有些医生更喜欢进行内固定治疗，而不是选择桡骨头切除或人工假体置换。他们认为使用人工关节置换治疗桡骨头骨折存在许多技术难题：首先，使用的假体高度应与去除的桡骨头高度相符，但是，桡骨颈粉碎性骨折会影响医生对去除的桡骨头高度的判断而错误地选用较小的假体，如果合并存在肘关节内侧韧带损伤，这将造成肘关节外翻不稳。见图 10 - 6。

另外，如果对去除的桡骨头大小评估过大，选用较大的假体，则又会造成桡骨假体高度增加，导致肱桡关节间隙过窄，造成肱桡关节僵硬并磨损肱骨小头。同时，生物力学实验也显示没有任何一种类型的桡骨头假体可以像自身桡骨头一样提供足够的肘关节外翻稳定性。

（二）韧带的修复

在恐怖三联征中，外侧副韧带的损伤常常发生在肱骨外上髁韧带止点上，韧带的其他部位损伤较少[11]。Schemitsch 等人认为，外侧尺侧副韧带（LUCL）和外侧桡侧副韧带对于肘关节的稳定性都很重要，两者都需要修复重建。内侧副韧带的前束在保证肘关节的外翻稳定性中起到重要作用，而内侧副韧带的后束则是在维持肘关节的后外稳定中起主要作用。[12,13]

既往观点认为，肘关节恐怖三联征患者经修复或置换桡骨头、固定冠突骨折、修复外侧副韧带后，可以不修复内侧副韧带，也能获较好疗效[14-16]。Forthman 等[17] 对 21 例肘关节恐怖三联征患者采用仅修复外侧副韧带、不修复内侧副韧带方法治疗，获良好疗效；但有 4

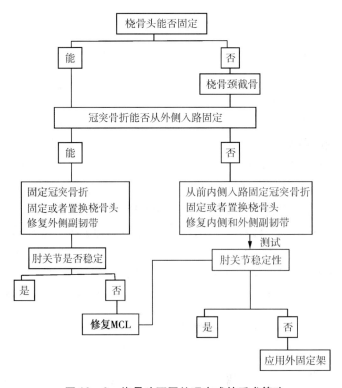

图 10 - 6　桡骨头不同处理方式的手术策略

例患者因出现尺神经症状再次手术。Rodrigu-ezartin 等[18] 对 137 例肘关节恐怖三联征患者首先行冠突骨折固定、桡骨头固定或置换、外侧副韧带修复，修复固定后如肘关节仍不稳定（即在肘关节伸直 30°～45°范围内仍存在关节后脱位），需修复内侧副韧带；如持续不稳定，采用铰链外固定架固定。经平均 31 个月随访，患者肘关节平均屈曲达 131.98°，前臂旋转达 134.86°，Mayo 评分平均 85.6 分。其中，55 例发生不同程度创伤性关炎，8 例发生肘关节僵硬，7 例出现尺神经损伤症状。Schnee-berger 等[19] 认为在修复完桡骨头、外侧韧带、冠突之后，将前臂旋前、旋后，肘关节屈曲、伸直没有肘关节的后脱位或者半脱位，则不需要修复内侧副韧带。轻度的术中外翻不稳不是再手术的指征，因为其在术后常常是可以代偿的。

但对内侧结构的修复与否存在一定的争议。近期有学者治疗肘关节恐怖三联征时，对肘关节内侧结构均进行修复，取得满意疗效。Jeong 等[20] 对 13 例肘关节恐怖三联征患者在对肘关节外侧进行修复的同时，常规通过外侧入路或内侧入路修复内侧受损结构，平均随访 25 个月，Mayo 评分平均为 95 分（85～100 分），获优 10 例，良 3 例。他们认为采用内侧、外侧入路修复所有内、外侧损伤组织可达到满意临床及影像学效果，建议对于肘关节恐怖三联征应常规修复关节内侧结构。Toros 等[21] 分别采用外科修复内侧副韧带、松解尺神经及不进行内侧修复的方法治疗肘关节恐怖三联征成人患者各 8 例，平均随访 34.5 个月，结果显示内侧副韧带未修复的患者活动范围轻微受限，术后 X 线片示内侧副韧带肱骨附着处有异位钙化点，而内侧副韧带修复的患者肱尺关节活动范围及屈曲角度明显较大。但增加内侧入路会损伤尺侧副韧带[22]，所以有部分学者认为一般仅对外侧结构修复完毕后仍存在持续性肘关节屈伸不稳定或明显外翻不稳定患者，宜采

取内侧入路修复内侧结构。

而 Fitzpatrick 等[23] 研究发现，肘关节在轴向暴力作用时，如果尺骨内旋则首先损伤内侧结构，尺骨外旋则外侧结构先损伤。他们认为损伤发生时的尺骨旋转方向是决定韧带损伤顺序重要的决定因素。提示肘关节脱位时关节周围组织的破坏可以从外侧向内侧发展，也可从内侧向外侧发展[24]。由此推测肘关节恐怖三联征损伤不一定均损伤外侧副韧带，也有可能仅损伤内侧副韧带。临床上可以通过判断发生损伤时的尺骨旋转状态结合体格检查及 MRI，确定外侧及内侧结构是否受损以及损伤程度，从而决定是否需行韧带修复及需要对哪一侧软组织进行修复。因此，他们认为应该对不同类型的骨折脱位及软组织损伤进行个体化治疗，而不是进行常规外侧副韧带修复或内侧副韧带修复。

如果术中发现肘关节的后方不稳或者后外不稳，则应该再次检查冠突、桡骨头和外侧副韧带，以确保这些结构得到很好的修复。如果它们已经修复好了，则旋前圆肌和内侧副韧带应该通过内侧入路修复。如果仍旧有不稳，应该再使用铰链外固定架。[25,26]

（三）外固定架的应用

手术修复内侧、外侧结构后需测试肘关节稳定程度，如果肘关节仍不稳定，为了避免关节制动导致的关节僵硬，便于术后早期功能锻炼，需采取铰链外固定架固定肘关节至少 3 w[27]。铰链外固定架是为了消除关节表面的过度摩擦，防止肘关节异常活动，保护新形成的关节表面而设计的[28]，作用是在保护韧带的情况下使关节活动。常见并发症有局部红肿、非化脓性渗出、针道化脓性感染、深部感染、固定针松动、邻近血管神经损伤以及复位丢失等。安装外固定架最重要的是正确安装固定针位置，为最大限度减小运动阻力以及避免固定针松动，外固定

架的中心必须与肘关节旋转中心重合。在标准肘关节侧位 X 线透视影像中肱骨内外髁对称重叠，肘关节旋转中心正好于肱骨内、外上髁圆的中心。术中可在 C 臂透视下采用 2 mm 斯氏针经皮放置于肱骨外侧面，肱骨侧的斯氏针能够在切口的后方或者外侧贴着骨头置入以避免损伤桡神经，确定外上髁中心后，继续将斯氏针深入到内上髁中心。斯氏针应避免穿透内上髁内侧皮质，防止损伤尺神经。检查肘关节的活动度，在屈大于 30°、伸大于 120° 时看外固定架是否放置于肘关节旋转中心。见图 10 – 7。

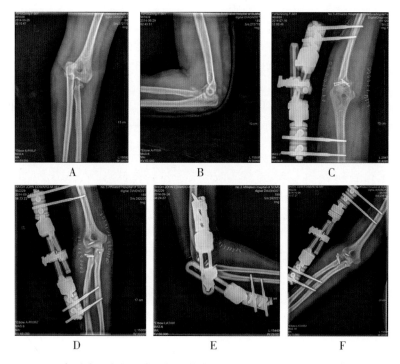

图 10 – 7　术后外固定架固定，锚钉修复外侧副韧带，桡骨头切开螺钉内固定

注：A——男，38 岁，右肘关节外伤；B——急诊手法复位后石膏临时外固定；C——铰链式外支架固定肘关节正位；D——桡骨头切开复位螺钉固定，环状韧带锚钉修复；E——侧位观显示肘关节同心圆修复；F——术后随访 X-ray 正位。

参 考 文 献

[1] HOTCHKISS R N. 1996. Fractures and dislocations of the elbow. In：Court – Brown C, HECKMAN J D, KOVAL K J, WIRTH M A, TORNETTA P, BUCHOLZ R W, eds. Rock – wood and Green's Fractures in Adults. Philadelphia, PA：Lippincott – Raven.

[2] ARMSTRONG A D. 2005. The terrible trial injury of the elbow. Curr Opin Orthop, 16（4）：267 – 270.

[3] Morrey B F, An K N. 1983. Articular and ligamentous contributions to the stability of the elbow joint. Am J Sports Med, 11（5）：315 – 319.

[4] KEVIN B, KYROS I, MERYL L, et al. 2014. Current Treatment Concepts for "Terrible Triad" Injuries of the Elbow. Orthopedics, 37（12）：831 – 837.

[5] O'DRISCOLL S W, MORREY B F, KORINEK S, AN K N. 1992. Elbow subluxation and dislocation：a spectrum of instability. Clin Orthop Relat Res, 280（280）：186 – 197.

[6] FITZPATRICK M J, DILTZ M, MCGARRY M H, et al. 2012. A new fracture model for "terrible triad" injuries of the elbow：inluence of forearm rotation on injury patterns. J Orthop Trauma, 26（10）：591 – 596.

[7] CHEUNG E V, STEINMANN S P. 2009. Surgical approaches to the elbow. J Am Acad Orthop Surg, 17 (5): 325 – 333.

[8] MATHEW P K, ATHWAL G S, KING G J. 2009. Terrible triad injury of the elbow: current concepts. J Am Acad Orthop Surg, 17 (3): 137 – 151.

[9] GARRIGUES G E, WRAY WH 3RD, LINDEN-HOVIUS A L, et al. 2011. Fixation of the coronoid process in elbow fracture – dislocations. J Bone Joint Surg (Am), 93 (20): 1873 – 1881.

[10] CHI Z, BIAO Z, CONG – FENG L. 2014. Treatment strategy of terrible triad of the elbow: Experience in Shanghai 6th People's Hospital. Injury, Int. J. Care Injured, 45: 942 – 948.

[11] MCKEE M D, SCHEMITSCH E H, SALA M J, O'DRISCOLL S W. 2003. The pathoanatomy of lateral ligamentous disruption in complex elbow instability. J Shoulder Elbow Surg, 12: 391 – 396.

[12] MORREY B F, TANAKA S, AN K N. 1991. Valgus stability of the elbow. A definition of primary and secondary constraints. Clin Orthop Relat Res, 265: 187 – 195.

[13] BRYCE C D, ARMSTRONG A D. 2008. Anatomy and biomechanics of the elbow. Orthop Clin North Am, 39: 141 – 154.

[14] PUGH D M, WILD L M, SCHEMITSCH E H, et al. 2004. Standard surgical protocol to treat elbow dislocations with radial head and coronoid fractures. J Bone Joint Surg (Am), 86 – A (6): 1122 – 1130.

[15] RING D, HANNOUCHE D, JUPITER J B. 2004. Surgical treatment of persistent dislocation or subluxation of the ulnohumeral joint after fracture – dislocation of the elbow. J Hand Surg (Am), 29 (3): 470 – 480.

[16] RING D, JUPITER J B, ZILBERFARB J. 2002. Posterior dislocation of the elbow with fractures of the radial head and coronoid. J Bone Joint Surg (Am), 84 – A (4): 547 – 551.

[17] FORTHMAN C, HENKET M, RING D C. 2007. Elbow dislocation with intra – articular fracture: the results of operative treatment without repair of the medial collateral ligament. J Hand Surg (Am), 32 (8): 1200 – 1209.

[18] RODRIGUEZ – MARTIN J, PRETELL – MAZZINI J, ANDRES – ESTEBAN E M, et al. 2011. Out – comes after terrible triads of the elbow treated with the current surgical protocols. A review. Int Orthop, 35 (6): 851 – 860.

[19] SCHNEEBERGER A G, SADOWSKI M M, JACOB H A. 2004. Coronoid process and radial head as posterolateral rotatory stabilizers of the elbow. J Bone Joint Surg Am, 86: 975 – 982.

[20] JEONG W K, OH J K, HWANG J H, et al. 2010. Results of terrible triads in the elbow: the advantage of primary restoration of medial structure. J Orthop Sci, 15 (5): 612 – 619.

[21] TOROS T, OZAKSAR K, SUGUN T S, et al. 2012. The effect of medial side repair in terrible triad injury of the elbow. Acta Orthop Traumatol Turc, 46 (2): 96 – 101.

[22] CHEMAMA B, BONNEVIALLE N, PETER O, et al. 2010. Terrible triad injury of the elbow: how to improve outcomes. Orthop Traumatol Surg Res, 96 (2): 147 – 154.

[23] FITZPATRICK M J, DILTZ M, MCGARRY M H, et al. 2012. A new fracture model for "terrible triad" injuries of the elbow: inl uence of forearm rotation on injury patterns. J Orthop Trauma, 26 (10): 591 – 596.

[24] RHYOU I H, KIM Y S. 2012. New mechanism of the posterior elbow dislocation. Knee Surg Sports Traumatol Arthrosc, 20 (12): 2535 – 2541.

[25] RODRIGUEZ – MARTIN J, PRETELL – MAZZINI J, ANDRES – ESTEBAN E M, et al. 2011. Outcomes after terrible triads of the elbow treated with the current surgical protocols. A review. Int Orthop, 35: 851 – 860.

[26] KE X, PHD, JIA Z, MD, TAO L, et al. 2015. Anatomy, Definition, and Treatment of the "Terrible Triad of the Elbow" and Contemplation of the Rationality of this Designation. Orthopaedic Surgery, 7: 13 – 18.

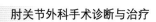

[27] PATTERSON S D, BAIN G I, MEHTA J A. 2000. Surgical approaches to the elbow. Clin Orthop Relat Res, 370: 19 – 33.

[28] CHEN N C, JULKA A. 2010. Hinged externalization of the elbow. Hand Clin, 26 (3): 423 – 433, vii.

[29] VOLKOV M V, OGANESIAN O V. 1975. Restoration of function in the knee and elbow with a hinge – distractor apparatus. J Bone Joint Surg (Am), 57 (5): 591 – 600.

（编者：庄　泽　李智勇）

第十一章 后外侧结构损伤

一、概述

肘关节稳定性来自静态和动态约束。静态约束包括肱尺关节、内侧副韧带和外侧副韧带复合体。动态约束包括肱二头肌和肱三头肌对肱尺关节稳定性的维持，屈肌、旋前肌对内侧副韧带的维持，伸肌腱、尺侧腕伸肌和肘肌对外侧副韧带复合体的稳定性的维持。肘关节完全屈曲和伸直时主要稳定性由骨性结构提供，活动及半屈曲位置时，关节囊—韧带稳定结构是主要的稳定装置[1]。

外伤后肘部不稳定可分为：骨性不稳定、韧带不稳定和复合型不稳定。导致肘关节不稳定性韧带损伤最常见的原因是肘关节脱位。成年人中，肘关节脱位的发生率仅次于肩关节脱位。一般人群中，肘关节脱位的发生率约为6/100000。几乎所有的肘关节完全脱位，除非有大的关节周围骨折，都会引起内侧和外侧韧带断裂。

创伤后韧带的不稳定可分为内侧或外翻的不稳定、后内侧不稳定和后外侧旋转不稳定（PLRI）。外侧副韧带复合体（LCLC）的慢性功能不全，尤其是尺骨部分——外侧尺骨副韧带（LUCL）的损伤，是导致肘关节后外旋转不稳定的主要因素。

二、解剖及病理生理

外侧副韧带复合体包括桡侧束/桡侧副韧带（radial collateral ligament）、环状韧带和尺侧束/外侧尺骨副韧带（lateral ulnar collaterall ligament，LUCL）。外侧副韧带复合体起于外上髁，接近肘关节屈曲运动轴的轴心。桡侧束呈扇形止于环状韧带。尺侧束

止于尺骨旋后肌嵴。见图 11－1。

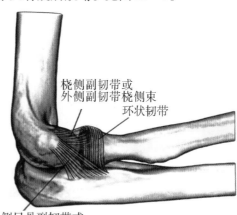

桡侧副韧带或
外侧副韧带桡侧束
环状韧带

外侧尺骨副韧带或
外侧副韧带尺侧束

图 11－1　肘关节外侧副韧带复合体

肘关节屈伸过程中，外侧副韧带始终处于紧张状态，但长度几乎无变化。环状韧带附着于尺骨桡切迹前后缘，旋后时环状韧带前侧部分紧张，旋前时后侧部分紧张。

肘关节脱位过程中，韧带损伤可分为三个阶段：①外侧尺骨副韧带断裂；②剩余的LCLC伴随前、后关节囊撕裂；③内侧副韧带断裂。外侧副韧带的损伤主要为LUCL的损伤，这是导致肘关节后外侧旋转不稳定的主要因素。LUCL损伤最常见的部位是肱骨起点撕脱，其次是体部断裂，从而使后外侧失去稳定性，尺桡骨作为整体旋转脱离肱骨，出现不稳症状。

三、病因及机制

肘关节外侧副韧带损伤最常见的原因为肘关节全脱位，主要为后外侧脱位，也可见于肘关节半脱位或肘部骨折。肘部后外侧脱位的创伤机制主要是肘关节伸直位的突然坠

落，当手部固定于地面时，身体旋转导致前臂外部旋转，此时，外翻、旋转及轴向应力的复合外力可导致肘关节后外侧脱位。

此外，医源性损伤、慢性功能减退也是外侧副韧带损伤的原因。

四、临床表现

患者 LCLC 损伤的临床症状和体征的不同，取决于不稳定的程度、相关损伤的不同譬如桡骨头或冠突骨折等。

外侧副韧带损伤最多见于 20～30 岁的患者，通常 15 岁前有过肘关节脱位病史或者肱骨外上髁骨折不愈合。最常见的主诉为伴有弹响、交锁的肘部外侧疼痛。日常生活中，某些姿势会引起症状，如支撑着从椅子站起来、旋后位姿势举起物体。

1. 体格检查

（1）俯卧撑试验（pushup sign）：患者屈肘 90°，前臂旋后，上肢外展大于双肩宽度，之后双手撑地，伸直肘关节完成俯卧撑动作；当屈曲到达约 40°时因恐惧或肘关节脱位而不能完成肘关节伸直动作者为阳性。见图 11－2。

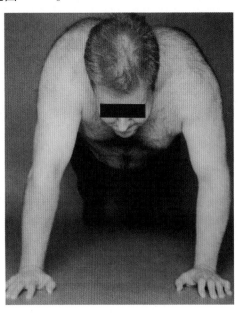

图 11－2　俯卧撑试验

（2）坐位挺身试验（chair sign）：患者坐于椅上，屈肘 90°，前臂旋后，上肢外展，之后双手撑椅，伸直肘关节站立；因恐惧或肘关节脱位而不能完成完全伸肘位站立者为阳性。

（3）外侧轴移恐惧试验（lateral pivot - shift apprehension test）：为最敏感的检查。（图 11 - 3）患者仰卧位，肩关节屈曲使患肢高于头部，检查者位于患者头侧，握住患者腕和肘部，使肩关节完全外旋，前臂完全旋后，对肘关节施加外翻和轴向压力，同时将伸直的肘关节逐渐屈曲，在此过程中，患者感觉肘关节将要脱位，产生恐惧而拒绝检查。

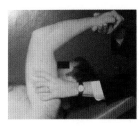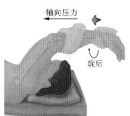

图 11 - 3　外侧轴移恐怖试验

2. 辅助检查

全麻后在 X 线透视下检查外侧轴移恐惧试验，可辅助诊断肘关节不稳。当尺桡骨发生半脱位时，桡骨头与肱骨小头之间皮肤出现小凹，X 线可显示出尺桡骨与肱骨远端分离，关节线张开。见图 11 - 4。

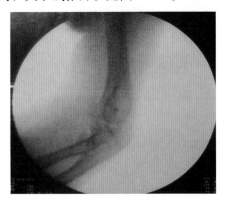

图 11 - 4　外侧轴移恐惧试验阳性时的透视影像，显示尺桡骨与肱骨远端发生旋转分离

五、治疗

（一）非手术治疗

对于首次单纯的肘关节后脱位或急性 LCLC 损伤，一般建议行非手术治疗。包括短期的前臂旋前位石膏固定，使外侧副韧带复合体愈合，再进行持续的康复治疗。

（二）手术治疗

对于慢性损伤相关的复发性不稳定，保守治疗效果一般不好，通常需要手术治疗。手术治疗包括损伤的韧带修复手术和韧带重建术。[2]

1. 体位

麻醉后患者取仰卧位，将患侧肢体置于手术桌上。同时，麻醉后可检查后外侧旋转不稳定情况。

2. 入路

采用 Kocher 入路，于肘关节后外侧作 8～10 cm 切口，近端从外上髁近侧 3 cm 开始，越过外上髁，沿肘肌前缘向远端切开。见图 11-5。

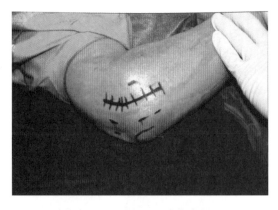

图 11-5　Kocher 入路体表标识

Kocher 间隙位于肘肌和尺侧腕伸肌之间，从外侧髁上缘和外上髁逐渐分离，暴露近端的肘肌及肱三头肌，将其向后牵开，于外上髁游离伸肌总腱，显露外侧关节囊和外侧韧带复合体。见图 11-6。

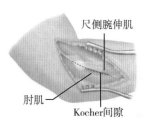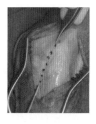

图 11-6　Kocher 入路深层结构，显露外侧关节囊及外侧副韧带复合体

检查外侧尺骨副韧带，评估其损伤类型及稳定性，从而选择手术方式。

1. 韧带修复术[3,4]

（1）对于外侧副韧带起点的撕脱，找到其近侧断端，用不可吸收线编织缝合韧带远侧断端后，将不可吸收线穿过骨骼，将其缝合固定于原始位置。见图 11-7。

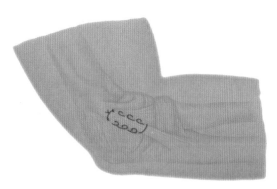

图 11-7　外侧副韧带起点原位缝合修复

（2）对于外侧副韧带与关节囊重叠部松弛，可用重叠缝合的方法，缝合前后关节囊。

术后处理：术后肘关节屈曲 70°～90°，前臂旋前位固定 7～10 天，之后在可调式支具保护下进行轻度活动训练及康复治疗。

2. 韧带重建术[5]

（1）移植物的选择。可使用多种移植物重建尺侧束，最常用的是掌长肌肌腱，也可使用肱三头肌肌腱、趾伸肌肌腱及同种异体肌腱等。

移植物长度需要 17～20 cm，对于掌长肌移植，应尽量靠近两端切除，以获得移植物的最大长度。

（2）制作尺骨隧道。于尺骨处用 3.6 mm 钻头钻孔，第一个孔位于尺骨旋后肌结节处，即关节囊外侧止点远端，钻孔方向朝向内侧、后侧和近侧。

第二个钻孔位于第一个钻孔后方及近端 1～1.5 cm 处，以确保隧道垂直于外侧尺骨副韧带的轴心。可调节钻头方向，与第一个钻孔相连接，或使用磨钻打通两个钻孔。见图 11－8。

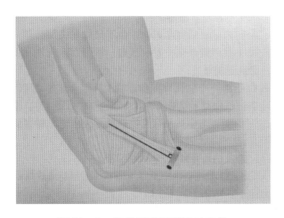

图 11－8　韧带重建骨隧道的定位

（3）确定等长点。将一根缝线穿过尺骨隧道后拉向假设的肱骨小头中心，即外侧副韧带等长运动中心，用止血钳夹住固定，被动屈伸肘关节观察缝线是否移动，以确定等长运动中心，如果止血钳和缝线没有移动，此为等长运动中心点即为移植物的肱骨入点。[6]见图 11－9。

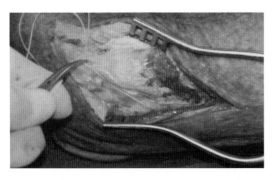

图 11－9　肘关节外侧副韧带等长点的确定

（4）制作外上髁隧道。确定外上髁入点后，自等长点朝外上髁嵴的前后侧分别钻两个孔，分别距离等长点的近侧 1.5 cm，然后用刮匙确保钻孔是连续的并扩大通道。采用此技术制作出"Y"形汇聚通道。见图 11－10。

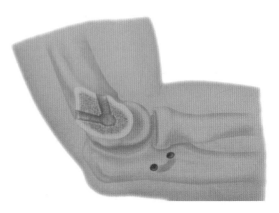

图 11－10　外侧副韧带肱骨外上髁隧道的建立

（5）穿入肌腱并固定（图 11－11）：

1）首先利用缝线使肌腱通过尺骨隧道。

2）缝合肌腱下方的关节囊，防止移植物与桡骨头或肱骨小头发生摩擦。

3）然后运用过线器将肌腱移植物以"8"字的方式从肱骨隧道中穿过。

4）维持前臂极度旋前位，肘关节屈曲 30°～40°位，调整肌腱张力，用不可吸收线缝合固定。

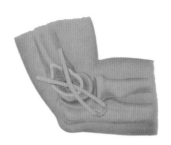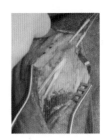

图 11－11　外侧副韧带穿行及固定

5）将双束移植物缝合，增加张力。见图 11－12。

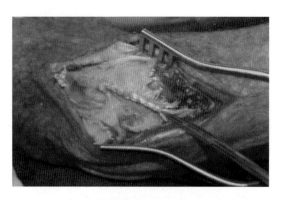

图 11-12　移植物缝合以增加韧带张力

六、术后康复及预后[7,8]

（一）康复训练计划

（1）术后予前臂旋前位、肘关节屈曲90°位置固定。

（2）术后1 w改为肘关节铰链式支具固定，在伸直30°位维持6 w。

（3）自第2～3 w开始肘关节主动活动。

（4）第5 w开始行肱二头肌、肱三头肌加量训练，轻度屈伸训练。

（5）第6 w开始在铰链式支具下完全活动。

（6）3个月后去除支具。

（二）预后

手术的预后主要取决于手术中肱骨外髁等长点的确定，具体手术方式及细节如上所诉。为预防术后的韧带松弛，应在肘关节屈肘40°及极度旋前位时拉紧肌腱，并可通过将移植的肌腱拉向前侧并缝合于关节囊上加强张力。术后的处理是避免手术失败的另一关键点，术后避免肘关节承受内翻应力，故术后将肘关节置于极度旋前位，以避免重力所致的内翻应力。

参 考 文 献

[1] COHEN M S, HASTINGS II H. 1997. Rotator instability of the elbow: the anatomy and role of the lateral elbow stabilizers. J Bone Joint Surg [Am], 79: 225-233.

[2] LEE B P, TEO L H. 2003. Surgical reconstruction for posterolateral instability of the elbow. J Shoulder Elbow Surg, 12: 476-480.

[3] MEHTA J A, BAIN I G. 2004. Posterolateral rotator instability of the elbow. J Am Acad Orthop Surg, 2004, 12: 405-415.

[4] RIGHTMIRE E, SAFRAN M. 2008. Surgical treatment of posterolateral instability of the elbow. In Cole B J, Sekiya J K (eds). Surgical Technique of the Shoulder, Elbow, and Knee in Sports Medicine. Philadelpia: Saunders Elsevier, 371-378.

[5] SANCHEZ - SOTELO J, MORREY B F, O'DRISCOLL S W. 2005. Ligamentous repair and reconstruction for posterolateral rotator instability of the elbow. J Bone Joint Surg [Br], 87: 54-61.

[6] SINGLETON S B, CONWAY J E. 2004. PLRI: posterolateral instability of the elbow. Clin Sports Med, 23: 629-642.

[7] SMITH 3RD J P, SABOIE 3RD F H, FIELD L D. 2001. Posterolateral rotator instability of the elbow. Clin Sports Med, 20: 47-58.

[8] YADAO M A, SABOIE 3RD F H, FIELD L D. 2004. Posterolateral rotator instability of the elbow. Instr Course Lect, 23: 629-642.

（编者：刘凯华　陈郁鲜）

第十二章　肱三头肌断裂

肱三头肌断裂可以是原发的，也可以是继发于创伤的或者退行性变导致的，可表现为完全断裂或者部分断裂。[1]

一、手术适应证

完全性断裂，早期手术治疗是最佳选择，而晚期则可能需要行重建手术。多数完全断裂患者肱三头肌的腱性部分回缩至肌肉内，伤后 3 w 内直接修补效果好，即使超过这个时间，如有可能，亦尽量直接修补。对于部分断裂的治疗存在争议，有文献认为保守治疗有效，而有学者认为断裂的部分肌腱不能愈合，症状持续存在，最终仍需手术治疗。[3]

由于手术中肱三头肌肌腱无法直接修补，会导致术后患者感觉疼痛，肱三头肌功能不全、无力或活动受限，因此需行晚期重建。晚期重建用于非手术治疗无效而不能直接缝合的患者。如肘肌保存完好，将肘肌旋转为最佳方法。由于肘肌部分起于肱三头肌肌腱外侧，故而伸肘装置包含肱三头肌和肘肌两个部分。如肘肌缺失，可行异体跟腱移植重建。

非手术治疗可能适用于较小的并且没有临床症状的部分撕裂患者，以及有其他手术禁忌证的患者。

二、手术禁忌证

急性损伤导致的严重部分撕裂或完全撕裂，强烈建议行修补手术，禁忌证包括伴有严重内科疾病及严重软组织缺损。

虽有肱三头肌肌腱功能不全，但并无明显症状及功能障碍者，可不行晚期重建。较大的重建手术，如全肘关节置换术，术后出现肱三头肌肌腱功能不全常不需要手术治疗。此种情况下，出现肱三头肌肌腱功能不全并不常见，患者常能很好地耐受。患者可以靠重力作用帮助伸肘，并且有足够的力量可以完全伸肘。

肘肌旋转瓣的禁忌证包括既往存在肘肌纤维化，采取了导致肘肌活力欠佳的手术操作，如尺骨鹰嘴截骨术等。

异体跟腱移植重建的禁忌证包括近期有感染以及不能获得足够的异体组织等。

三、手术技术

（一）体位及器材

患者仰卧位或侧卧位，无须特殊设备、电钻、克氏针及缝线。

（二）操作步骤

1. 直接修补

取后侧纵切口，将皮下组织向内侧、外侧剥离。于肱三头肌内侧显露尺神经，一般无须将尺神经游离。显露受损部位，肱三头肌内侧于鹰嘴附着点常受累。切除失活组织使创面新鲜。于尺骨近端交叉穿孔及横行穿孔（图 12 - 1）。将肌腱拉至原位，将一根 5 号不可吸收肌腱缝线由远至近导入，于撕裂部位外侧行锁边缝合。之后穿至内侧，再于内侧行锁边缝合。之后穿另一骨隧道。将另一根 5 号不可吸收缝线穿过肌腱以及横行骨隧道，穿肌腱时亦行锁边缝合。在接近完全伸肘时将缝线打结。[3] 见图 12 - 2。

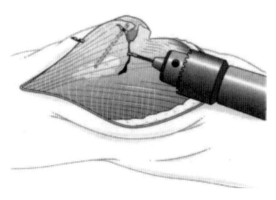

图 12 - 1　尺骨鹰嘴钻孔

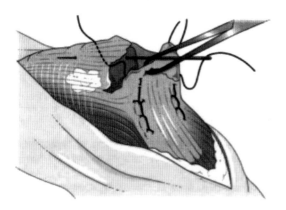

图 12 - 2　肱三头肌肌腱修补

2. 肘肌旋转肌瓣重建

取后正中纵向切口，将皮下组织向内侧、外侧剥离。自 Kocher 间隙，亦即肘肌与尺侧腕伸肌之间进入（图 12 - 3）。将肘肌自其尺骨和肱骨附着处剥离。之后，将肘肌以及筋膜移至鹰嘴后，以前述直接缝合法固定。肱三头肌肌腱撕裂部位与肘肌筋膜扩张部直接缝合。屈肘 40°～60° 位打结固定。

3. 异体跟腱移植重建[4]

后入路，显露肱三头肌以及回缩肌腱部分。将残余未撕脱部分肌腱与周围瘢痕组织剥离，尽可能游离伸肘装置（图 12 - 4）。行包括深达肌腹的骨膜下剥离以及皮下脂肪下的浅层剥离。

此时可以两种方式将异体跟腱固定于尺骨近端。如鹰嘴有缺损，一般见于全肘置换

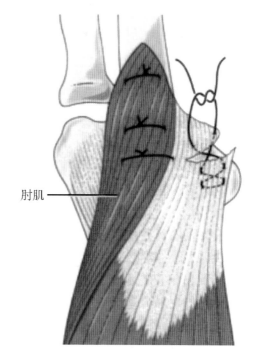

肘肌

图 12 - 3　肘肌瓣旋转重建

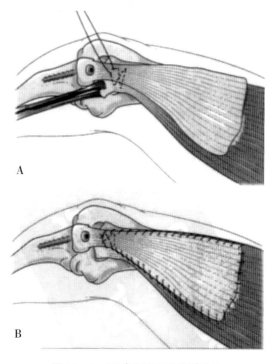

A

B

图 12 - 4　跟腱移植重建伸肘功能

术（TEA）术后，可修整跟骨骨块，直接固定于尺骨近端。如鹰嘴完整，可将跟腱直接

固定于尺骨近端。置换以异体跟腱近端的筋膜扩张部分包裹肱三头肌，行连续缝合。修补过程中于屈肘 40°～60°位打结固定。

四、术后康复

直接修补或肘肌旋转肌瓣术后，以肘前石膏托固定于伸直位约 10 d。之后 3 w，允许肘关节屈肘至 90°或根据术中可屈肘的度数而调整。不要对修补部位过度牵拉。此后 2 w 允许肘关节屈肘 90°～110°。术后 6 w 允许肘关节主动屈伸。

异体跟腱重建术后通常以支具固定于屈肘 90°位 3 w，之后，开始轻柔的主动活动，其他处理基本与直接修补术后相似。

术后总体恢复较慢，要恢复至术后最终力量强度的 80%，需要长达 6 个月的时间。

五、结果

伤后 3 w 内行肱三头肌肌腱直接修补，对 90% 以上的患者有效。晚期修补效果亦较满意，多数情况下可以明显增加力量，可以恢复很好的活动范围。近 5% 的伸肘受限是此种损伤常见并发症。延迟至伤后 1 年才进行直接修补亦可获得出人意料的疗效。[5]

六、并发症[6,7]

主要的并发症是尺神经损伤，在术中操作时最好能显露或触摸到尺神经并加以保护。

参 考 文 献

［1］BLACKMORE S M, JANDER R M, CULP R W. 2006. Management of distal biceps and triceps ruptures. J Hand Ther, 19 (2): 154 - 168.

［2］VAN RIET R P, MORREY B F, HO E, et al. 2003. Surgical treatment of distal triceps ruptures. J Bone Joint Surg Am, 85 - A (10): 1961 - 1967.

［3］HEIKENFELD R, LISTRINGHAUS R, GODOLIAS G. 2004. Endoscopic repair of tears of the superficial layer of the distal triceps tendon. Arthroscopy, 30 (7): 785 - 789.

［4］KHIAMI F, TAVASSOLI S, DE RIDDER B L, et al. 2012. Distal partial ruptures of triceps brachii tendon in an athlete. Orthop Traumatol-Surg Res, 98 (2): 242 - 246.

［5］BAVA E D, BARBER F A, LUND E R. 2012. Clinical outcome after suture anchor repair for complete traumatic rupture of the distal triceps tendon. Arthroscopy, 28 (8): 1058 - 1063.

［6］KOKKALIS Z T, BALLAS E G, MAVROGENIS A F, et al. 2013. Distal biceps and triceps ruptures. Injury International Journal of the Care of the Injured, 44 (3): 318 - 322.

［7］YEH P C, DODDS S D, SMART L R, et al. 2010. Distal triceps rupture. J Am Acad Orthop Surg, 18 (1): 31 - 40.

（编者：彭　优　李智勇）

第十三章 肘关节内侧副韧带损伤

内侧副韧带复合体由前束、后束及横束构成（图13－1）。前束起自肱骨内上髁前下和内下方，向前斜行止于尺骨冠突基底部结节处，呈条索状，较粗，也是独立的一束；后束起自内上髁止于尺骨鹰嘴内侧；前后束止点间由横束连接，后束和横束与肘关节内侧关节囊相融合，是关节囊的增厚部分。肘关节的外翻稳定性的主要结构是内侧副韧带，其次是桡骨头的外侧支撑作用。实验证明，单纯切断内侧副韧带时肘关节外翻松弛度大于完整肘关节及单纯桡骨头切除。前束从肘关节伸直到屈曲的过程中都呈紧张状态，在抗外翻应力方面起主导作用，在屈曲60°左右时紧张程度最大。

运动损伤，如棒球、标枪、网球、羽毛球等运动造成的损伤。（图13－2）在运动性损伤中，因肘关节在伸直过程中伴急剧加速，切线方向作用力产生外翻和伸直力矩，肘关节内侧牵张、外侧压缩，在肘关节后间室产生剪切应力。内侧副韧带长期反复受损致强度减弱甚至撕裂，肘关节外翻过负荷明显，可致肘关节内侧结构牵拉、后内侧撞击、外侧结构压缩，可能出现尺神经炎、屈肌—旋前总肌腱炎、骨赘形成、软骨退变、游离体形成等。

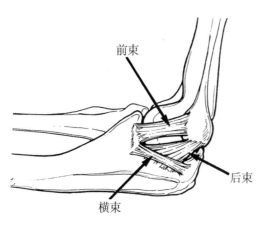

图13－1 内侧副韧带复合体

一、损伤机制

肘关节伸直时的外翻应力易造成内侧副韧带及关节囊扭伤或断裂。内侧副韧带损伤往往是由于一个极剧烈的外翻力量，造成的内侧副韧带复合体损伤，国内报道多为跌倒、交通事故等意外损伤，而国外报道多为

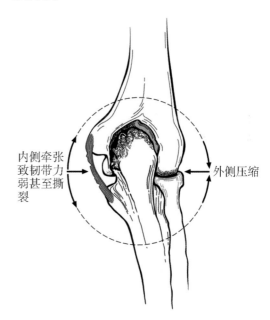

图13－2 肘关节损伤

二、诊断及损伤分型

所有的内侧副韧带损伤均有明显的外伤史或运动损伤史，韧带撕裂临床表现为肘内侧肿胀压痛，外展试验阳性，关节活动受限甚至畸形。慢性损伤患者可诉间断出现的肘

关节内侧疼痛，并随时间迁移可能伴随出现屈肌—旋前伸肌总腱压痛、尺神经炎、肘关节后内侧疼痛等。

（1）肘关节正侧位 X 光片。正位片伸直外展时可发现内侧关节间隙增大 2 mm 以上，还可明确有无骨折或脱位。

（2）磁共振检查。MRI 检查主要用于检查陈旧性损伤的改变，除内侧副韧带部分或完全性断裂的影像（高信号区域）外，其他可能的改变有：内侧副韧带钙化；关节间隙水平，肱骨或尺骨内侧、尺骨鹰嘴处有赘生物，鹰嘴窝处可有游离体。MRI 不仅可以确定内侧副韧带病变，同时还可以检查关节软骨、屈肌—旋前伸肌总腱、尺神经的伴随损伤。

按损伤严重程度分，可分为三型：

（1）扭伤。仅部分韧带纤维断裂，关节外观正常，可有出血、水肿，关节稳定，关节伸直外翻试验阴性。

（2）单纯型撕裂。韧带撕裂，可伴有肘关节囊撕裂及关节脱位（外力消失后无脱位表现），肘伸直外翻试验阳性。

（3）复杂型撕裂。韧带撕裂合并骨折或关节脱位，关节囊严重撕裂。

按损伤部位分：肱骨内上髁止点撕脱，尺骨冠突结节止点撕脱、体部断裂。

三、治疗

（1）对于内侧副韧带扭伤，可将前臂屈曲 60°胸前悬吊约 2 w 即可。

（2）对于内侧副韧带撕裂，手术治疗获得的关节稳定度优于保守治疗，手术方式包括直接修复和重建。

急性损伤患者入院先行消肿治疗，手术时间为伤后 3～7 d。

（3）对于怀疑有关节内游离体、骨赘的，先行关节镜检术，以评价及治疗游离体、骨赘情况。患者肩关节前屈 90°、肘关节屈曲 90°，用固定器稳定上臂。经肘关节

近端前外侧入路放入关节镜以检查前间室，清理腔内骨赘及游离体。关节镜下应力试验：前臂旋前并对肘部施加外翻应力，尺骨冠突和肱骨滑车之间（内侧间室）张开可增大至 2 mm，可诊断内侧副韧带功能不全。经后外侧入路放入关节镜检查后间室。经后方入路可检查处理鹰嘴及鹰嘴窝病变。

关节镜检完成后，将手臂从固定器取下置于手术台上。自肱骨内上髁近端 1 cm 处做切口，延伸到内侧副韧带前束尺骨止点以远的 2 cm 范围，切开皮肤以及皮下组织，注意保护前臂内侧皮神经及静脉。切开深筋膜，在尺侧腕屈肌的两头之间进行分离，显露尺侧副韧带。若行韧带重建，则需将内侧副韧带纵向切开以暴露关节。

早期的内侧副韧带损伤，如果撕裂的韧带无变性可采用直接修补的办法：体部断裂者行编织缝合修复；如韧带在尺骨冠突前方小结节处撕脱，可用锚钉将断端固定在尺骨冠突上，或将韧带缝合后用缝线经骨隧道固定于冠突内侧，同理修复肱骨内上髁止点撕脱；如指总伸肌止点合并内侧副韧带肱骨止点撕脱，先固定内侧副韧带，后固定指总伸肌止点。

（4）对于不能直接修补或晚期患者，则采用重建的方式：

1）重建移植物的选择。掌长肌肌腱的抗张力强度大，同侧掌长肌肌腱是目前最常用的移植物，也有文献报道使用股薄肌、半腱肌、肱三头肌、跟腱、跖肌腱、趾伸肌肌腱、部分桡侧腕屈肌、前臂深筋膜、屈肌总腱外侧半等获得了一定的临床效果。

2）重建移植物固定位点的选择。为实现内侧副韧带在肘关节正常活动范围内长度变化最小，理论上选择尺骨冠突基底部结节最高点到肘关节旋转中心点（肱骨内上髁最高点约下 0.5 cm、前 0.3 cm 附近）最为理想，以实现肘关节尺侧副韧带前束等长重建。

目前常用的重建内侧副韧带的方式主要有4种：对接法、"8"字法、界面螺钉法和Endobutton法（内置纽扣法）（以下介绍的方法均以掌长肌肌腱为移植物），见图13-3。

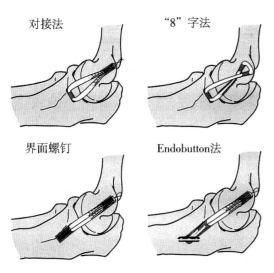

对接法　　　　　　　"8"字法

界面螺钉　　　　　　Endobutton法

图13-3　四种基本手术方式

（1）对接法。①在尺骨冠突基底部结节下由前向后钻通一个直径3～4 mm的骨隧道，1.0～1.5 cm长，注意避免损伤尺神经；②在肱骨内上髁下前方等长点向后上方钻孔，直径4～5 mm，但不打穿后方皮质，再从肱骨隧道尾端前后各钻一个1.0～1.5 mm联通此孔洞的小洞；③将移植物一端Krackow缝合，自前向后穿过尺骨隧道，将带线一端拉入肱骨隧道，缝线自肱骨上方小隧道之一穿出，维持移植物轻度张力屈伸关节数次，将移植物另一端靠近肱骨隧道，测量估计需要移植物的实际长度，避免移植物过长，通常比到达肱骨隧道末端短2～3 mm，将肌腱断端行Krackow缝合并传入肱骨隧道，缝线自另一个小隧道穿出；④将肘关节轻度内翻屈伸活动数次使移植物获得合适的张力；⑤将自两个小隧道穿出的缝线绕肱骨内上髁打结系紧。

（2）"8"字法。"8"字法最早由Jobe等提出，也是最早的重建内侧副韧带的手术，经过Smith等对手术方法的改良，已不再需要剥离屈肌总腱和前移尺神经。①采用和对接法一样的尺骨隧道；②在肱骨内上髁下前方等长点钻孔，用同一入口向肱骨内上髁后上方钻两个构成"V"字形的骨隧道；③将移植物自前向后穿过尺骨隧道后通过两个肱骨隧道形成一个"8"字，调整好移植物张力后将两个断端吻合。

（3）界面螺钉法。界面螺钉法的手术方式在尺骨冠突基底部结节下自近端向远端后方约呈30°钻一直径约5 mm孔道，不穿透皮质，将移植物对折放入孔道内至少1 cm，以界面螺钉固定，后续手术同对接法。

（4）Endobutton法。该手术方式与界面螺钉法相似，区别在于本法要打通尺骨隧道，将移植物尺骨端行Krackow缝合，缝线穿过Endobutton，再将Endobutton穿过隧道完成移植物尺骨端固定。

除上述4种基本方法及其衍生手术方式外，还有其他的手术方式，如将屈肌总腱分作两半，取外侧半，保留其在肱骨髁的止点，从尺骨冠突内侧钻骨孔后，将肌腱条穿过骨洞后反折缝合固定于内上髁等长点；再有，取前臂深筋膜连同尺骨嵴内侧骨膜，于鹰嘴尖远端约6 cm处切断，保留鹰嘴内侧的起点，制成深筋膜骨膜条，缝合固定于肱骨内上髁隧道内；或取10 cm×1 cm肱三头肌肌腱近端离断，自尺桡骨间向尺骨冠突基底部结节近端钻一隧道，将肌腱自尺桡骨间向尺侧穿出，经肱骨内上髁等长点固定。

若术前已明确有尺神经半脱位或尺神经卡压等尺神经移位指征，则在内侧副韧带重建完成后行尺神经移位。

完成手术后，将肘关节固定在屈肘60°。

四、术后康复

手术1 w后允许肘关节做45°～90°的活

动，逐步增加活动范围；6 w 后恢复前臂及肩关节肌肉力量；12 w 后逐步增加训练强度，9 月至 1 年后可恢复正常体育活动。

五、术后并发症

常见的并发症包括神经（尺神经、前臂内侧皮神经）损伤和骨隧道骨折。皮下组织分离时必须暴露皮神经，术中要予以保护；在制作尺骨隧道时应注意保护尺神经；尺骨隧道和肱骨隧道骨折均有报道，术中要确保骨桥宽度大于 1 cm 以减少骨隧道骨折的发生。尺神经炎是行尺神经移位术后最常见的并发症，其中超过一半的患者需要行尺神经减压术。

参 考 文 献

[1] TRIBST M F, et al, 2012. Anatomical and functional study of the medial collateral ligament complex of the elbow. Acta Ortop Bras, 20（6）：334 - 338.

[2] ARMSTRONG A D, et al. 2005. A biomechanical comparison of four reconstruction techniques for the medial collateral ligament – deficient elbow. Journal of Shoulder and Elbow Surgery, 14（2）：207 - 215.

[3] MORGAN R J, et al. 2010. A biomechanical evaluation of ulnar collateral ligament reconstruction using a novel technique for ulnar – sided fixation. Am J Sports Med, 38（7）：1448 - 1455.

[4] GONG H S, et al. 2009. A new technique for lateral ulnar collateral ligament reconstruction using the triceps tendon. Tech Hand Up Extrem Surg, 13（1）：p. 34 - 36.

[5] SCHWARTZ M L, et al. 2008. Avulsion of the medial epicondyle after ulnar collateral ligament reconstruction：imaging of a rare throwing injury. AJR Am J Roentgenol, 190（3）：595 - 598.

[6] SEIBER K S, et al. 2010. Biomechanical evaluation of a new reconstruction technique of the ulnar collateral ligament in the elbow with modified bone tunnel placement and interference screw fixa-tion. Clinical Biomechanics, 25（1）：37 - 42.

[7] MCGRAW M A, et al. 2013. Biomechanical evaluation of the docking plus ulnar collateral ligament reconstruction technique compared with the docking technique. Am J Sports Med, 41（2）：313 - 320.

[8] LYNCH J L, et al. 2013. Biomechanical evaluation of the Tight Rope versus traditional docking ulnar collateral ligament reconstruction technique：kinematic and failure testing. Am J Sports Med, 41（5）：1165 - 1173.

[9] FURUKAWA K, et al. 2007. Efficacy of interference screw and double – docking methods using palmaris longus and Graft Jacket for medial collateral ligament reconstruction of the elbow. Journal of Shoulder and Elbow Surgery, 16（4）：449 - 453.

[10] RAHMAN R K K, LEVINE W N, AHMAD C S. 2008. Elbow medial collateral ligament injuries. Current Reviews in Musculoskeletal Medicine, 1（3 - 4）：197 - 204.

[11] OSBAHR D C, et al. 2014. Long – term Outcomes After Ulnar Collateral Ligament Reconstruction in Competitive Baseball Players：Minimum 10 – Year Follow – up. Am J Sports Med, 42（6）：1333 - 1342.

[12] ACEVEDO D C, LEE B, MIRZAYAN R. 2012. Novel Technique for Ulnar Collateral Ligament Reconstruction of the Elbow. Orthopedics, 35（11）：947 - 951.

[13] JACKSON T J, et al. 2013. Ulnar Collateral Ligament Reconstruction Using Bisuspensory Fixation：A Biomechanical Comparison With the Docking Technique. The American Journal of Sports Medicine, 41（5）：1158 - 1164.

[14] DUGAS, J R, et al. 2012. Ulnar collateral ligament reconstruction with gracilis tendon in athletes with intraligamentous bony excision：technique and results. Am J Sports Med, 40（7）：1578 - 1582.

[15] 杨运平，徐达传. 改良肘关节内侧入路尺侧副韧带手术的应用解剖. 中国临床解剖学杂志，2000，18（3）：203 - 204.

［16］蒋涛，黄富国，徐建华，等. 肘关节尺侧副韧带的修复重建. 中国修复重建外科杂志，2008，22（1）：1－4.

［17］潘昭勋，崔岩，管清丽，等. 肘关节尺侧副韧带前束等长重建的定位点解剖研究. 中国临床解剖学杂志，2013，31（4）：369－372.

［18］余恒明，刘娟，李鑫. 肘关节尺侧副韧带屈曲角度与负荷关系的生物力学研究. 中国矫形外科杂志，2011（12）：1010－1013.

（编者：袁国辉　陈郁鲜）

第十四章 肱骨外上髁炎

肱骨外上髁炎又称网球肘，1873 年 Runge 首次描述了这一疾病的临床表现。在临床上较常见，主要是在患者用力抓握和提举物体时引起肘部外侧疼痛。据统计，有 10%～50% 的网球运动员会发生肱骨外上髁炎，那些长期重复、不适当用力活动肘关节的工作者也可发生肱骨外上髁炎。

一、病因

目前大多数学者认为网球肘最常见的病因是前臂伸肌反复用力牵拉引起的桡侧腕短伸肌（ECRB）肌腱变性，亦可累及桡侧腕长伸肌肌腱和指总伸肌肌腱，而不是局部炎症的结果。然而，桡侧腕短伸肌处神经肽的发现表明神经性炎症可能是患者出现肘关节外侧疼痛的原因之一。

二、临床表现与诊断

起病多数渐缓，少数有多次明显急性肘外上髁部损伤。患者主诉有肘关节外侧疼痛，并可放射至前臂，患肢抓握或提举物体时可加重疼痛。肱骨外上髁触诊可发现外上髁和前臂的前面有触痛和压痛，局部无红肿，肘关节屈伸活动不受影响，但前臂旋转活动可明显引起外上髁、前臂痛。在屈肘、前臂旋后位时疼痛常获缓解。另外，患者经常由于肱骨外上髁的疼痛导致握力下降，是网球肘的稳定和敏感诊断指标。肘部的 X 线片无阳性发现，偶尔发现钙化性腱鞘炎。MRI 检查可见 T1 和 T2 信号增强，提示肌腱损伤或破裂。

Mill 征：①前臂旋前位，做对抗性旋后运动时，肱骨外上髁部剧烈疼痛即为 Mill 征阳性；②伸肘位时握拳、屈腕，然后主动将前臂旋前，若激起肱骨外上髁部疼痛，亦为 Mill 征阳性。

三、鉴别诊断

（1）神经根型颈椎病：C5～C6 或 C6～C7 的神经根压迫引起的疼痛可误诊为肱骨外上髁炎。检查者可通过嘱患者活动颈椎和行压头试验（Spurlings 征）、Eaton 试验（臂丛神经牵拉试验），观察是否会引起肘关节外侧疼痛，若为阴性，可排除颈椎病引起。

（2）桡管综合征和骨间后神经压迫：桡管综合征主要的临床表现是疼痛，疼痛以肘外侧为主，可向远近端桡神经方向放射。桡神经在肘部两个部位易被卡压，即旋后肌上方及旋后肌深面，亦即桡管综合征和骨间后神经卡压征，临床上，桡管综合征以感觉障碍为主，运动障碍不明显。骨间后神经卡压征以运动障碍为主。两者可以引起肘关节外侧疼痛。这类神经卡压征的疼痛更分散，桡管综合征特征性的疼痛位于外上髁远端 3～4 cm，而网球肘的疼痛主要集中在肱骨外上髁远端的前臂肌肉处。当桡骨头出现深压痛和前臂旋后受限表明桡神经损伤，而肱骨外上髁压痛和伸腕关节受限提示患者有网球肘。骨间后神经可在进入旋后肌处受压迫。在肘关节伸直位伸中指受限有助于区别神经性疾病。该试验显示，伸中指使桡侧腕短伸肌筋膜绷紧压迫骨间后神经。在 5% 的患者中可有真正的肱骨外上髁炎和桡管综合征并存。

（3）肱桡滑囊炎在桡骨结节部压痛，

肱桡关节疾患在肱桡关节下压痛。

（4）前臂外侧皮神经炎前臂外侧皮神经炎在肱二头肌肌腱外侧有压痛。

四、保守治疗

非手术治疗的成功率已达95%。早期的非手术治疗包括患侧肘关节的休息、冰敷、局部封闭和物理治疗。物理治疗包括超声治疗、电离子透入疗法、电刺激、推拿、伸展加力量锻炼，以及对抗力性支具疗法。保守治疗的方法较多，主要以缓解症状为目的，但是由于个体差异，目前仍无统一的治疗标准。首先，要对患者进行健康教育并纠正其错误的活动方式。急性期患者肘关节应休息，制动1～2w，必要时使用石膏或颈腕带悬吊。口服西乐葆、吲哚美辛等药物。局部用得宝松5mg加2%利多卡因1mL封闭有良好的疗效，在肱骨外上髁附近压痛最显著处局部封闭。注射方法：针剂至皮下做浸润，再进至骨膜后稍退0.4～0.5cm，估计在伸肌腱浅、深部做缓缓加压注射，或采用B超定位后注射更为客观。退针后做轻手法按摩。一般3个月内可注射一次，不宜多次做局部封闭，以免引起肌腱变脆、骨质吸收。有学者提出，可在局部封闭的同时强迫屈曲腕关节，人为地完成损伤过程激发炎症性反应，并诱导愈合过程，但疗效不是十分肯定。Edwards等用局部自体血注射来治疗那些非手术疗法无效的患者，有79%的患者疼痛缓解。最近，富血小板血浆（PRP）注射被认为在缓解疼痛和改善功能方面比类固醇封闭更有效。手法治疗包括在腕、指关节屈曲和前臂旋前的状态下，突然用力地将肘关节完全伸直，使桡侧腕短伸肌和伸肌群受到张力。通常若听到撕裂声或触及撕裂感，治疗结果可能很好。另外，采用支具处理，能够改善部分患者的临床症状。

五、手术治疗

当网球肘长期（6～12个月）保守治疗无效时，可选择的手术治疗方案有多种：开放手术、关节镜下手术、经皮手术，无论选择哪种手术方法，手术治疗的原则是一致的，即清除桡侧腕短伸肌处退行性变性的组织（如果累及伸肌总腱，也应清除）。

总的来说，大部分网球肘患者术后症状缓解明显。Nirschl等对130名行切开清创术的网球肘患者进行了长达10年的随访，结果显示有97%的患者症状明显改善，93%的患者可恢复到患病前的运动水平。而Thorton等通过改良Nirschl的手术技巧，用缝线锚定物把修复后的肌腱固定在肱骨外上髁，术后患者的抓握力获得良好的恢复。

关节镜下清创术治疗网球肘也可获得同样的疗效，而且手术时还可同时处理关节内的病变，Szabo等的研究发现有44%的患者合并有关节内的病变。关节镜治疗的另一个优势是可短时间内回到工作岗位（平均11天）。关于两种手术方法的疗效比较的研究也不少。Solheim等对300名网球肘患者进行了3～6年的随访，虽然两组均获得良好的临床预后，但是关节镜组的平均肩、臂、手功能障碍评分更高，而且术后患者功能恢复得更好。Peart等的研究也得到了相同的结果，而且关节镜组术后重返工作岗位的时间更短。过度清创会损伤肘关节外侧副韧带，导致后外侧旋转不稳定。关节镜下清创术可保持外侧副韧带平行于桡骨头上半部分，这样可以很好地保护外侧副韧带。

Morrey根据术后出现的症状将治疗失败的情况分为两类：第一类中，患者术后的症状与术前相似；第二类中，患者则主诉术后出现不同的症候群。第一类治疗失败可归因于松解不充分或误诊，其症状出现的原因与桡管综合征密切相关。第二类失败是由于关节囊或韧带缺陷，导致关节囊瘘管形成或关节后外侧不稳。因此，术前获取完整的病史十分重要，这样可以确认是否有关节不稳，疼痛是否位于肱骨外上髁，以及是否有桡管综合征。可采用关节造影来发现是否存在滑液瘘和关节囊破裂，或进行关节镜检查和麻醉下查体的方法来发现关节不稳或关节炎。有学者指出一年后症状无改善可考虑二次手术。

六、手术方式

（一）改良 Nirschl 术（图 14 −1）

（1）患者仰卧于手术台上，患肢外展放在手部专用手术桌上，垫起肩胛骨。止血带绑在上臂，消毒铺巾。先驱血后，再充气止血带。

（2）在肱骨外上髁为中心做一 5 cm 的微呈弧形切口，切开深筋膜，分辨深筋膜下肌肉组织，前界为桡侧腕长伸肌，后界为伸肌总腱腱膜，把桡侧腕长伸肌向前面分离，这样就可暴露下面的桡侧腕短伸肌。由于退行性变的组织呈浅灰色，很容易与健康的肌腱组织区分开来，因此完全切除病变组织并不困难。有学者指出手术不应进入关节腔，除非术前发现关节内有病变存在，如关节内游离体、退行性关节病变、关节积液或滑膜增厚。

（3）用咬骨钳或骨凿去除外上髁的一小块骨皮质。将残留正常的肌腱缝于筋膜或骨膜上，或者用不吸收缝线将其缝在钻在肱骨外上髁的孔中。有报道称可用缝线锚定物把桡侧腕短伸肌固定在肱骨外上髁。彻底冲洗手术区域的骨屑，以免发生异位骨化。

（4）最后，将桡侧腕长伸肌后缘与伸肌腱膜前缘缝合，缝合皮肤切口。

（二）关节镜技术

Baker 依据桡侧腕短伸肌下表面的病变将本病分为三型：①Ⅰ型在关节镜下关节囊完整；②Ⅱ型为关节囊下表面线性撕裂；③Ⅲ型为完全关节囊撕裂伴有部分或完全桡侧腕短伸肌肌腱撕裂。

（1）患者俯卧于手术台上，同侧肩关节外展 90°，支架支撑患肢。标记解剖标志和入路后，经直接外侧入路插入一枚 18 号腰穿针，注入 20 ～ 30 mL 生理盐水，使关节充盈膨胀。

（2）建立近端前内侧入路，位于肱骨内上髁近端约 2 cm 和肌间隔前方 1 cm 处。从肌间隔前方插入套管或镜鞘，套管指向桡骨头时始终与肱骨前面接触。插入 4.0 mm、30° 的关节镜进入关节，进行诊断部分的操作。

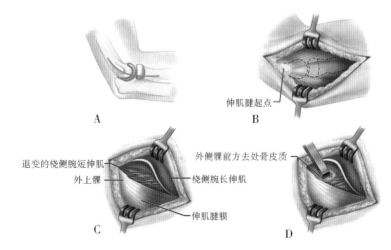

图 14 −1　改良 Nirschl 手术操作步骤

注：A——皮肤切口；B——翻开伸肌肌腱交汇处；C——辨认桡侧腕长伸肌和指总伸肌的起点；D——用骨凿去除骨皮质。

（3）识别病变组织后用一枚 18 号腰穿针建立前外侧入路。用刨刀刨削关节囊，显露桡侧腕短伸肌腱的底面，观察桡侧腕短伸肌的起点。用刨刀清理关节囊和桡侧腕短伸肌腱附着部的病变，清理外上髁。见图 14-3 至图 14-5。

（4）松解桡侧腕短伸肌肌腱并清理外上髁之后，观察上面的伸肌肌腹。限制后方的切除量以保护外侧副韧带的尺侧束。见图 14-6。

（5）术后屈肘 90°颈腕吊带固定，循序渐进地进行伸腕力量练习。

C. Eric 报道称在关节镜辅助下经皮松解桡侧腕短伸肌治疗 198 例网球肘患者取得满意效果。还有学者提出关节镜下肱桡关节复合体切除联合病灶清理术。此术式倡导者认为桡骨头前侧变异，致密的肱桡关节复合体撞击肱桡关节腔而导致网球肘保守治疗无效，故提出关节镜下切除肱桡关节复合体的同时行病灶清理。

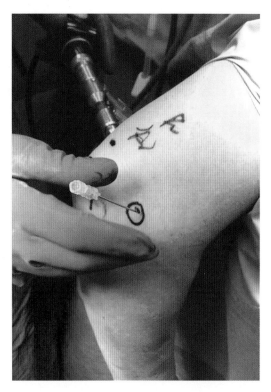

图 14-3　近端前内侧入路观察

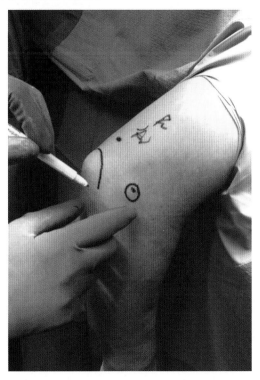

图 14-2　术前骨性标志和入路的标记

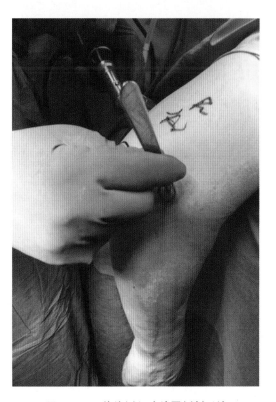

图 14-4　前外侧入路放置刨削系统

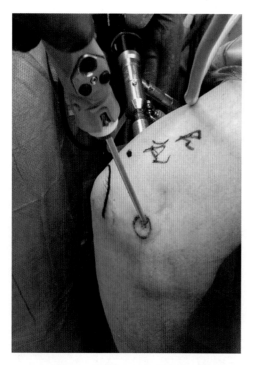

图 14-5　观察及操作刨削外面观

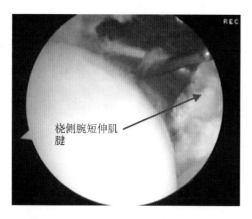

桡侧腕短伸肌
腱

图 14-6　桡侧腕短伸肌腱切除镜下观

七、术后康复

术后系统全面的康复计划是获得良好的功能恢复的关键，术后前臂置于肘部制动夹板上，屈曲90°，前臂中立位，手腕部自由活动，完全制动2天。术后48 h后开始活动练习，间断制动保护5～6 d。此后前臂吊带保护，直至前臂力量完全恢复（经常需要3～6个月）。

参 考 文 献

[1] NIRSCHL R，PETTRONE F．1979．Tennis elbow：the surgical treatment of lateral epicondylitis．JBJS，61A：832－841．

[2] NIRSCHL R P，ASHMAN A S．2003．Elbow tendino pathy：tennis elbow．Clin Sports Med，22：813－836．

[3] NIRSCHL R P，PETTRONE F A．1979．Tennis elbow．The surgical treatment of lateralepicondylitis．JBJS Am，61：832－839．

[4] DUNN J H，KIM J J，DAVIS L，et al．2008．Ten to fourteen year follow－up of the Nirschl surgical technique for lateral epicondylitis．AJSM，36：261－266．

[5] THORTON S J，ROGERS J R，PRICKETT W D，et al．2005．Treatment of recalcitrant lateral epicondylitis with suture anchor repair．AJSM，33：1558－1564．

[6] BAKER C L，MURPHY K P，GOTTLOB C A，et al．2000．Arthroscopic classification and treatment of lateral epicondylitis：two－year clinical results．JSES，9：475－482．

[7] SOLHEIM E，HEGNA J，OYEN J．2013．Arthroscopic versus open tennis elbow release：3－to 6－year results of a case－control．Arthroscopy，29：854－859．

[8] PEART R E，STRICKLER S S，SCHWEITZER K M JR．2004．Lateral epicondylitis：a comparative study of open and arthroscopic lateral release．Am J Orthop，33：565－567．

[9] MORREY B F．1992．Reoperation for failed surgical treatment of refractory lateral epicondylitis．J Should Elbow Surg，1992，259－278．

[10] BAKER C L JR，MURPHY K P，GOTTLOB C A，CURD D T．2000．Arthroscopic classification and treatment of lateral epicondylitis：two－year clinical results．J Shoulder Elbow Surg，9：475－482．

[11] RAYMOND R M．2014．Tennis Elbow Repair With or Without Suture Anchors：A Randomized Clinical Trial．J Should Elbow Surg，92－97．

[12] BABAQI A R A，KOTB M M，SAID H G，et al．2014．Short－term evaluation of arthroscopic management of tennis elbow；including resection of radio－capitellar capsular complex．J Orthop，11（2）：82－86．

（编者：路云翔　李智勇）

第十五章　肘关节骨关节炎

肘关节骨关节炎（elbow osteoarthritis）对患者和医生来说都是一个困难的挑战，患有肘关节骨关节炎的患者往往表现为肘关节疼痛、力量减弱以及活动度丧失，严重影响肘关节的功能。[1]伴随症状的肘关节骨关节炎患者占全部人群的 2%，男性多于女性（男女比例约为 4：1）。肘关节骨关节炎患者的平均年龄为 50 岁，其年龄范围为 20～65 岁。1951 年，Lawrence 的报道中首先将肘关节原发性骨关节炎描述为一种矿工的疾病，肘关节骨关节炎的真正病因目前仍不清楚，约 60% 的患者有过度使用肢体的历史。本章将概述肘关节骨关节炎的诊断与治疗，包括其解剖、病理生理、影像学评估和手术治疗。

一、解剖及病理生理

骨赘和游离体是肘关节出现骨关节炎时会表现出的特征性病变，常见于鹰嘴窝、鹰嘴、冠突窝和冠突，桡骨头边缘有时也会出现。Tsuge 等报道了在肘关节骨关节炎的发病过程中，肱桡关节在屈曲 45°～50° 时最容易在轴向、旋转和剪切应力下关节软骨受损并形成碎片，造成纤维化和游离体生成。其他报道也表明严重的肘关节骨关节炎肱桡关节的病变可能比肱尺关节更严重。[2,3]软组织的改变在此病的发展过程中同样起重要作用，关节囊挛缩是肘关节活动度丧失的一个因素，前关节囊纤维化也是伸直活动受限的原因之一。肘关节侧副韧带常常完整，但也可因增生性改变而出现异位骨化，因此，治疗时除了松解前方关节囊，常需要在尺侧副韧带后部切除部分骨赘以改善活动度。运动员（举重、投掷项目运动员）肘关节原发性骨关节炎常因为肘关节外翻过伸导致外翻松弛和内侧副韧带薄弱，导致后内侧撞击、游离体形成以及关节囊滑膜增厚，也表现为包括游离体和骨赘在内的一系列病理改变，临床表现为撞击、疼痛以及活动受限。

病变早期患者常感觉无法完全伸直、屈曲挛缩，这也是患者就诊最常见的原因。有些患者还会有轻度或中度疼痛，原因可能为活动极限位的机械撞击。疼痛常发生于活动到伸直极限时，但约 50% 的患者在屈曲极限时也可出现疼痛，随着关节炎病情加重，可能在整个活动范围内都会出现疼痛。早期肱桡关节常未受累，患者并不感到前臂旋前困难。约 10% 的患者就诊时的表现是因游离体形成导致的肘关节交锁，10%～20% 的患者也会因肱尺关节内侧增生和/或腱鞘囊肿而出现尺神经症状。[4]

二、影像学评估

在记录病史和进行体格检查后，就可进行影像学检查了。常规正侧位对诊断十分重要。正位相上可见鹰嘴和冠突窝骨化及骨赘形成。侧位相上可见前方冠突骨赘和后方鹰嘴尖的骨赘。20%～50% 的患者会存在游离体，可出现在肘关节的前方和/或后方。25%～50% 的患者可有肱桡关节受累，病变晚期可有尺桡关节和肱桡关节受累。对于有尺神经症状的患者应进行肘管位检查。

虽然通常根据 X 线平片就可以进行诊断和治疗，但有时对早期病变的患者需要进行 CT 检查。CT 检查有助于观察肱骨和尺骨骨赘，并有助于发现和定位游离体。

三、手术治疗

肘关节骨关节炎的治疗方案首先是非手术治疗。保守治疗无效时才考虑手术，可供选择的手术治疗取决于患者的主诉。对于游离体导致的绞锁可行游离体取出，对于撞击痛和轻度活动丧失可行骨赘切除和关节囊松解。手术可通过关节切开的方式进行，也可通过关节镜进行。关节镜的优点在于可达到整个关节且伤口小、恢复快。其缺点包括可造成神经血管损伤，与开放手术相比清理不够彻底。另外，关节镜手术禁忌证包括尺神经症状、神经血管结构改变（例如尺神经半脱位）及对关节镜手术技术不够熟悉。

1. 关节镜下清理术

对于年龄小于 60 岁、活动较多的患者，为了改善其患肘关节活动度，可行关节镜下清理术（arthroscopic debridement）。手术包括关节镜下骨赘和游离体的清除，前关节囊松解以改善活动度。肘关节有创伤病史的患者为肘关节镜手术的相对禁忌证，因为创伤可能导致肘关节解剖的改变。肘关节镜手术的最常见和最可怕的并发症是医源性神经血管损伤，进行肘关节镜手术的医师必须具备足够的经验以及技术。Adams 报道了肘关节骨关节炎患者进行肘关节镜清理术的大规模队列研究，经过 3 年的随访，患者疼痛（$P < 0.001$）和活动度（平均 27°，$P < 0.001$）得到明显改善。42 位患者中 34 位获得良好的手术效果，并发症罕见（1 例出现异位骨化，1 例出现尺神经麻痹）。[5]

当患者存在肱桡关节疾病时，肘关节镜下可进行桡骨头切除，但目前包括手术指征、手术时机和手术效果等均存在争议。桡骨头切除后可出现进展性的肱尺关节炎，这是因为肱尺关节的受力改变了。Kelly 认为桡骨头切除并不是必需的，因为他们发现即使合并有严重的肱桡关节炎，不进行桡骨头

切除仍可获得良好的手术效果。[6] 目前的观点是，除非患者合并前臂旋转疼痛，关节镜下桡骨头切除不是必需的。

手术技术：

（1）采用臂丛神经阻滞麻醉或全麻。体位为侧卧位，患肢在上，上臂置于托板，前臂自然下垂，屈肘 90°。上臂根部绑充气式止血带。

（2）标记可能需要的入路，包括后正中入路于尺骨鹰嘴近端 3 cm，后外侧入路于鹰嘴近端 3 cm、肱三头肌肌腱外侧、肱骨外侧缘，近端前内侧入路于肱骨内上髁近端 2 cm、偏前 1 cm，近端前外侧入路于肱骨外上髁近端 2 cm、偏前 1 cm。

（3）常规消毒、铺巾，驱血后止血带充气。

（4）先于肘关节后外侧软点处穿刺注入 20 mL 无菌生理盐水扩张肘关节，后正中入路标记处纵向切开皮肤约 1 cm，钝性分离皮下组织及肱三头肌肌腱，建立第一入路，后外侧入路作为第二入路。

（5）先探查并处理肘后结构，包括尺骨鹰嘴、鹰嘴窝、内外侧沟、肱桡关节等，切除增生滑膜，根据术前 X 线片及 CT 检查切除增生骨赘，行鹰嘴窝成形，如有游离体则予以取出。

（6）术中肘关节做适当屈伸及旋转活动，观察骨赘撞击情况。

（7）后方处理满意后，于近端前内侧、外侧入路探查肘关节前室的尺骨冠突、冠突窝、滑车以及肱尺关节、肱桡关节等，根据术前 X 线片及 CT 检查切除增生骨赘，重点切除肱骨冠突窝、尺骨冠突等处的增生骨赘，如有游离体予以取出（图 15 - 1）。

（8）术中注意于尺神经附近小心操作，避免损伤重要的神经及血管。如术中骨赘清理较多，则放置负压引流管，于术后 24 ～ 48 h 拔除；术中骨赘清理较少者，仅使用弹力绷带加压包扎。

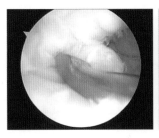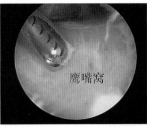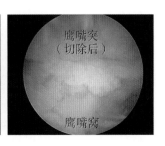

图 15 - 1　肘关节镜下暴露术野

术后处理：

术后 2～3 d 开始关节活动度训练及压直练习，逐渐加大屈伸角度，并于活动后冰敷。

2. 肘关节清理成形术

肘关节清理成形术（open debridement arthroplasty）的手术适应证和肘关节镜清理术一致，主要应用于活动量大的年轻患者，手术包括肘关节骨赘和游离体的清除，关节囊松解以改善活动度。运用外侧间室加后方小切口入路可充分暴露手术野，患者术后恢复良好。有报道经过 65 个月的随访，经外侧间室加后方小切口入路进行肘关节清理成形术的患者肘关节屈曲平均增加 30°，肘关节功能评分也明显升高。[7] 见图 15 - 2。

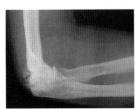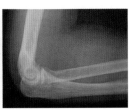

图 15 - 2　肘关节清理成形术术前及术后对比
（左：术前，右：术后）

手术技术：

（1）采用臂丛神经阻滞麻醉或全麻。体位为侧卧位，患肢在上，上臂置于托板，前臂自然下垂，屈肘 90°。上臂根部绑充气式止血带。

（2）采用肘外侧 Kocher 切口，起于肱骨外上髁上方 6 cm，沿肱骨外上髁嵴向下延长，绕桡骨头下缘转向后下方，止于尺骨上 1/4 外侧。在切口顶端上方，将肱桡肌、桡侧腕长伸肌和伸肌总腱分别从肱骨外上髁嵴和外上髁剥下，向前方拉开。注意勿损伤桡神经。将肱三头肌外侧头从外上髁剥下后，向外侧拉开。

（3）在切口的下部，将旋后肌从肱骨外上髁、桡侧副韧带和尺骨嵴剥下，并向前拉开。将桡侧副韧带从外上髁凿下向远端翻转，切开前、外和后关节囊，充分暴露关节腔。

（4）彻底凿除或咬除冠突、冠突窝、桡骨窝、鹰嘴及鹰嘴窝内增生的骨赘及骨嵴，修整关节面，清理关节腔内游离体。

（5）若桡骨头增生严重且变形明显，将其切除。伴有肘管综合征者，于肘内侧以尺神经沟为中心做弧形切口，在尺神经沟内分离尺神经远、近端各游离 5 cm，行外膜下松解后移到肘前皮下。

术后处理：

术后三角巾屈肘 90° 悬吊，24 h 后拔出引流管，1 w 后去除三角巾，练习肘关节屈伸活动。有条件者行肘关节 CPM 锻炼。

3. 肱尺关节成形术

肱尺关节成形，也称 Outerbridge - Kashiwagi 成形术，适用于肱骨骨赘、尺神经病变和撞击痛。手术采用肱三头肌劈开或部分三头肌剥离入路，进行尺神经减压和前置、用环钻进行肱骨远端髓心截骨、鹰嘴和冠突截骨、切除游离体和前关节囊部分松解。[8]

前面介绍的手术方法是治疗肘关节骨关节炎的重要选择。因为肘关节骨关节炎的患者通常很年轻、很活跃，所以全肘关节置换治疗肘关节骨关节炎的作用仍然有限。这些患者通常希望能够继续从事体力劳动或体育活动，这对肘关节的要求比较高，因此关节置换术不是最佳选择。[9]目前，全肘关节置换术的相对适应证包括年龄超过65岁、对肘关节功能要求低、活动时疼痛，特别是在功能活动范围内活动时疼痛。[10]患者在进行保守治疗或上文介绍的治疗失败后，才考虑进行肘关节置换术。详见本书"肘关节置换"章节。

参 考 文 献

［1］ RETTIG L A, HASTINGS H II, FEINBERG J R. 2008. Primary osteoarthritis of the elbow：lack of radiographic evidence for morphologic predisposition，results of operative debridement at intermediate follow – up, and basis for a new radiographic classi？cation system. J Shoulder Elbow Surg, 17：97 – 105.

［2］ BRASINGTON R. 2009. TNF – alpha antagonists and other recombinant proteins for the treatment of rheumatoid arthritis. J Hand Surg, 34A：349 – 350.

［3］ VAN BRAKEL R W, EYGENDAAL D. 2006. Intra – articular injection of hyaluronic acid is not effective for the treatment of post – traumatic osteoarthritis of the elbow. Arthroscopy, 22：1199 – 1203.

［4］ FUERST M, FINK B, RüTHER W. 2006. Sur-

vival analysis and longterm results of elbow synovectomy in rheumatoid arthritis. J Rheumatol, 33：892 – 896.

［5］ TANAKA N, SAKAHASHI H, HIROSE K, ISHIMA T, ADAMS S. 2006. Arthroscopic and open synovectomy of the elbow in rheumatoid arthritis. J Bone Joint Surg, 88A：521 – 525.

［6］ ADAMS J E, WOLFF L H III, MERTEN S M, KELLY S P. 2008. Osteoarthritis of the elbow：results of arthroscopic osteophyte resection and capsulectomy. J Shoulder Elbow Surg, 17：126 – 131.

［7］ KRISHNAN S G, HARKINS D C, PENNINGTON S D, HARRISON D K, BURKHEAD W Z. 2007. Arthroscopic ulnohumeral arthroplasty for degenerative arthritis of the elbow in patients under ？fty years of age. J Shoulder Elbow Surg, 16：443 – 448.

［8］ MCLAUGHLIN R E II, SAVOIE F H III, FIELD L D, RAMSEY JR. 2006. Arthroscopic treatment of the arthritic elbow due to primary radiocapitellar arthritis. Arthroscopy, 22：63 – 69.

［9］ KELLY E W, BRYCE R, COGHLAN J, BELL S. 2007. Arthroscopic debridement without radial head excision of the osteoarthritic elbow. Arthroscopy, 23：151 – 156.

［10］ TASHJIAN R Z, WOLF J M, RITTER M, WEISS A P, GREEN A. 2006. Functional outcomes and general health status after ulnohumeral arthroplasty for primary degenerative arthritis of the elbow. J Shoulder Elbow Surg, 15：357 – 366.

（编者：何容涵　李智勇）

第十六章　肘关节僵硬

肘关节的运动对手的姿势非常重要。Morrey 等研究表明肘关节活动度在屈伸 30°～130°以及旋后 50°至旋前 50°可完成大多数日常运动，但是，轻度挛缩即可造成明显的功能障碍，如何更好地处理肘关节僵硬，让患者获得更好的功能，是我们治疗的最终目的。

一、肘关节僵硬发病因素

肘关节僵硬发病因素包括肘关节解剖因素、软组织挛缩、异位骨化、患者因素和手术因素。

二、分型

（一）Morray 解剖分型

Morray 分型依据关节外因素和关节内因素分为三型，这种分型以解剖为基础，使用范围最为广泛。

（1）外因：皮肤、肌肉、关节囊、韧带、关节。

（2）内因：特指关节内改变如关节内骨折移位、骨不连和关节面损伤。其共同改变包括滑膜炎、关节内粘连、关节囊增厚，伴有关节软骨缺失和游离体形成。

（3）混合：兼有内外因作用。

（二）Kay 分型

Kay 分型见表 16-1。

表 16-1　肘关节僵硬 Kay 分型

1 型	软组织挛缩	烧伤患者肘窝皮肤挛缩
2 型	软组织挛缩伴骨化	颅脑损伤患者发生异位骨化
3 型	关节内骨折无移位伴软组织挛缩	单纯桡骨头骨折
4 型	关节内骨折移位伴软组织挛缩	
5 型	外伤后骨性瘢痕	

（三）单纯性和复杂性肘关节僵硬

Jupiter 等通过轻度挛缩（运动度＜80°），无或有小的既往手术史，无陈旧神经移位，无内固定以及骨性解剖结构完好保存定义为单纯性肘关节僵硬。复杂性肘关节僵硬多合并多重解剖结构异常，且合并更高的并发和风险。多数骨关节炎、类风湿关节炎和骨软骨缺损患者属于单纯性肘关节僵硬。见表 16-2。

表 16-2　单纯性和复杂性肘关节僵硬对照

单纯肘关节僵硬	肘关节运动度小于 80°
	无或有小的既往手术史
	无陈旧神经移位
	无内固定
	轻度异位骨化
	良好骨性解剖结构
复杂肘关节僵硬	多重既往手术
	尺神经移位或功能障碍
	存在内固定
	明显移位骨化
	骨性解剖结构损坏

三、治疗

治疗分为非手术治疗和手术治疗。肘关节僵硬，治疗以恢复肘关节功能活动度为最主要目的，同时还要求达到肘关节稳定及活动时减少疼痛。

非手术治疗包括药物治疗、放射治疗、中医治疗、康复治疗等，药物治疗和放射治疗旨在抑制伤后、术后异位骨化形成，从而预防肘关节僵硬产生；中医治疗和康复治疗可在一定程度上改善僵硬关节的功能，并且使部分患者免除手术。非手术治疗一般在术后、伤后6个月内进行，因为异位骨化未成熟时的治疗效果较好。

肘关节僵硬非手术治疗有预防和治疗的双重作用。无论是中医手法松解、功能锻炼，还是各种支具应用，它们的基本原理相似，均为物理性牵拉伸展，以恢复挛缩组织的弹性及顺应性；但若遇异位骨化较严重病例，其疗效有限，且手法操作不当极易造成损伤。

手术治疗：

适应证：对于保守治疗6～12个月后，肘关节活动范围受限，满足不了日常生活需求的患者，可行手术治疗。

手术方式主要包括传统的开放性关节松解术及经肘关节镜的肘关节松解术。

手术操作要点：

（1）切除前后关节囊；

（2）切除阻碍关节活动的骨性结构，包括冠突增生部分和鹰嘴顶部；

（3）必要时打通冠突窝及鹰嘴窝。

（一）开放性关节松解术

手术入路包括外侧柱入路、内侧柱入路、内外联合入路和后正中广泛入路4种。

1. 外侧柱入路

自外侧柱，经肱骨外上髁，止于桡骨头后方，行一约10 cm切口。见图16－1。

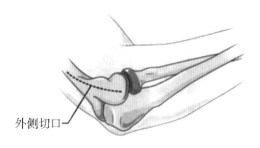

图16－1　以外侧柱为中心的外侧切口

（1）Kocher入路。经肱骨外上髁，行Kocher切口，其近端距外上髁约6 cm，远端距外上髁约3 cm。显露肱桡肌及桡侧伸腕长肌起点。自肱骨前方剥离这些肌肉，使切口能够进入关节囊外上方，在肱桡关节水平切开关节囊。见图16－2。

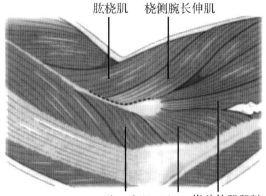

图16－2　Kocher间隔，其前方为肱桡肌和桡侧腕长伸肌，后方为肱三头肌、肘肌和指总伸肌肌腱

（2）松解前方关节囊。剥离关节囊前方的肱肌，牵开肌肉暴露前方关节囊。切除至少2 cm的关节囊，直至冠突。切开内侧关节囊，完全松解前方关节囊。见图16－3。

（3）横行切口切开内侧关节囊。检查患肘活动度，如果伸直受限小于10°，且术前X片未发现鹰嘴顶部骨赘，松解便完成。但如果屈曲或伸直仍受限，需检查后方关节囊有无粘连。见图16－4。

（4）松解后方关节囊。剥离肱骨后方

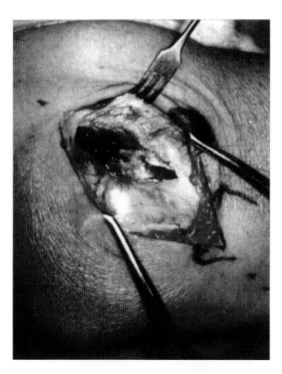

图 16 - 3　前方关节囊松解

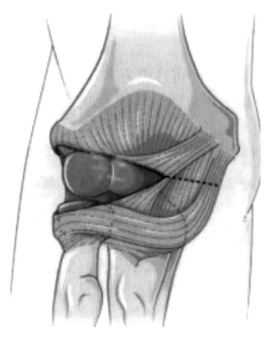

图 16 - 4　前内侧关节囊切开

的肱三头肌，沿着外侧柱显露并剥离后方关节囊，清理鹰嘴窝，并切除鹰嘴上存在的骨赘。检查患肘活动范围。当肘关节屈曲大于

130°时就完成了松解。如果活动度仍小于130°，则需要进一步松解前方关节囊并去除冠突上方的骨赘。

2. 内侧柱入路

（1）切口起自内侧柱，经内上髁，止于前臂内侧，长约 10 cm。对于术前存在尺神经损伤的患者，术中应于尺侧腕屈肌肌腱弓处松解尺神经；反之，术中无须特殊处理。见图 16 - 5。

（2）切除肌间隔后沿肌纤维方向切开屈肌，在内上髁保留约 1.5 cm 的尺侧腕屈肌止点部分，牵开关节囊及屈肌层，注意保护神经、血管。见图 16 - 6。

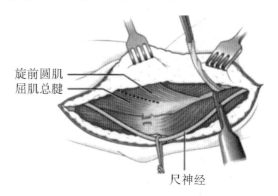

旋前圆肌
屈肌总腱
尺神经

图 16 - 5　内侧入路时标识尺神经、
旋前圆肌、屈肌总腱

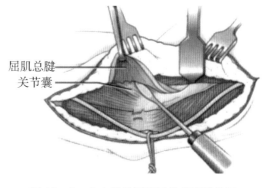

屈肌总腱
关节囊

图 16 - 6　内上髁处屈肌及关节囊的松解

（3）松解前后关节囊。于肱骨远端横行切开前方关节囊。切除冠突及桡骨头远端前方关节囊。切除冠突骨赘，松解桡骨头粘连。见图 16 - 7。

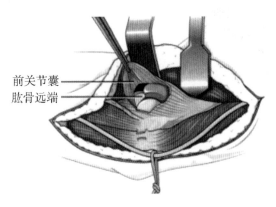

前关节囊
肱骨远端

图 16 - 7　松解前关节囊

在内侧柱后方剥离肱三头肌，显露并切除后关节囊，松解鹰嘴切除鹰嘴顶部骨质。见图 16 - 8。

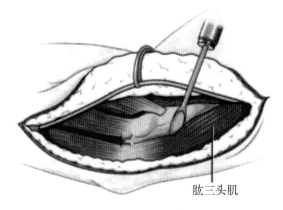

肱三头肌

图 16 - 8　内侧柱后方松解

3. 内外侧联合入路

有时候单一切口松解时保留困难或无法达到满意的活动度，可联合行内外侧入路以达到松解目的。

4. 后正中广泛入路

经肘后正中切口切开皮肤，广泛分离皮下组织达到肘关节内外侧或者劈开肱三头肌，剥离并掀开部分肱三头肌止点腱。见图 16 - 9、图 16 - 10。

该入路可很好地暴露鹰嘴窝，可直视下清除病变组织及切除鹰嘴增生骨赘，并可扩大鹰嘴窝，并能到达肘关节前方。见图 16 - 11。

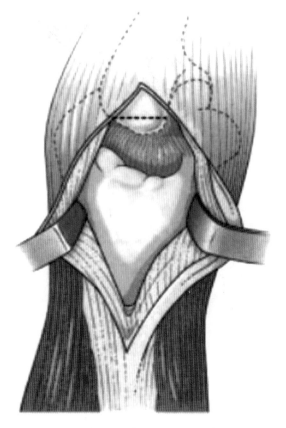

图 16 - 9　劈开肱三头肌入路

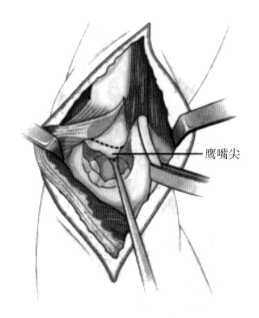

鹰嘴尖

图 16 - 10　经肱三头肌后侧松解

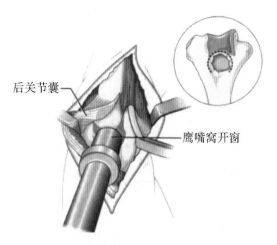

图 16 - 11　鹰嘴窝开窗术

5. 其他辅助措施

为了达到更好的术后效果，根据患者情况可联合行侧副韧带松解、异位骨化去除、桡骨头切除等辅助措施。如果为对功能要求不高的老年人，并且存在关节内软骨磨损，可以行全肘关节置换术。对于广泛松解后关节不稳定的患者可使用肘关节外固定支架帮助术后康复活动，注意要让外固定支架的旋转点位于肘关节的旋转中心。见图 16 - 12。

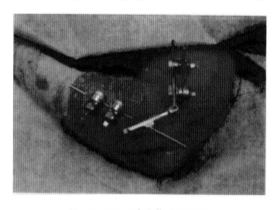

图 16 - 12　肘关节外固定架

术后处理：

抬高患肢，冰敷消肿，应用 NSAIDs 药物消炎镇痛治疗 3 ～ 6 w。术后 3 w 内，夜间需佩戴可调式外固定支具，每天肘关节 CPM 机被动活动 2 ～ 3 次，最大活动范围应达到术中松解水平，白天在支具保护下每小时行主动屈伸运动。术后第 4 w 开始，白天逐渐去除支具行主动运动，夜间继续佩戴支具睡觉。术后第 6 w 开始白天完全去除外固定支具，夜间继续佩戴支具至术后 6 个月。

（二）肘关节镜下关节松解术

随着关节镜微创技术的发展，越来越多的手术可以在关节镜下完成。通过关节镜行肘关节囊松解具有创伤小、对关节干扰小、康复快等优点。关节外因素导致的肘关节僵硬，或神经、血管解剖位置变异的肘关节僵硬，如接受过尺神经前置术或关节外畸形，是进行关节镜手术的相对禁忌证。

（1）麻醉及体位。患者在全麻或臂丛神经阻滞麻醉下进行手术，侧卧位，上臂根部使用气囊止血带，屈肘 90°。见图 16 - 13。

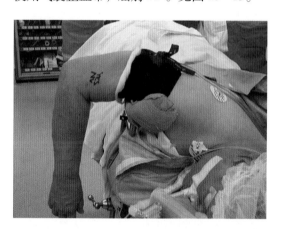

图 16 - 13　肘关节镜手术体位（侧卧位）

手术入路：

常规采用入路有：①直接外侧入路，即软点，肱三头肌肌腱与肱骨外上髁尺骨鹰嘴交点处；②近端前内侧入路，肱骨内上髁前上方 2 cm 处；③近端前外侧入路，肱骨外上髁前上方 2 cm 处；④后方正中入路，鹰嘴近侧 3 cm 肱三头肌肌腱与鹰嘴附着处。见图 16 - 14。

（1）松解前关节囊。通过前内侧入路及近端前外侧入路自肱骨前方的冠突开始，向外侧松解直至将关节囊自肱骨外侧附着点

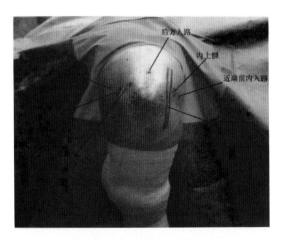

图 16-14　术前常规入路标记

完全松解下来，并切除近端 1～2 cm 关节囊，以避免形成瘢痕粘连。继续自外向内切除关节囊直至完全显露肱肌纤维为止。见图16-15。

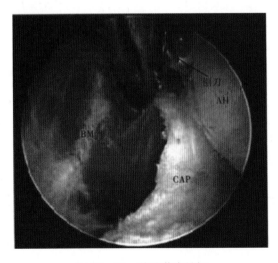

图 16-15　前关节囊松解

注：切除关节囊时刨刀邻近肱骨前方，肱肌为关节囊切除范围的判断标志。BM＝肱肌，CAP＝关节囊，AH＝前方肱骨。

（2）松解后关节囊。建立后正中入路和后外侧入路，清理增生及粘连的组织，使用磨钻切除鹰嘴尖端骨赘，并加深鹰嘴窝。沿后内侧与后外侧切除后方关节囊，清理肱三头肌与肱骨之间所有粘连，以恢复屈曲角度。见图16-16。

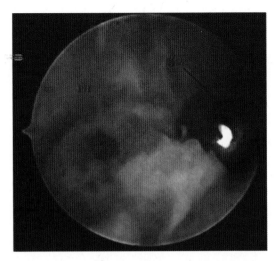

图 16-16　后方关节囊松解，可用磨钻清理鹰嘴和肱骨后方

注：O＝鹰嘴，PH＝后方肱骨。

（3）清理后内侧与后外侧沟。

通过后正中及后外侧入路，由近向远，清理后内侧沟，应避免损伤尺神经。

术后处理：

同开放手术。

并发症：

桡神经损伤。多发生于建立近端前外入路、前外入路时和前方松解时，多是由于手术操作不当造成的。镜下切除前方关节囊时一定要保留正中神经周围的关节囊组织，以减少正中神经损伤。尺神经损伤多发生于后方松解。

参 考 文 献

［1］ GALLO R A, PAYATAKES A, SOTEREANOS D G. 2008. Surgical options for the arthritic elbow. J Hand Surg Am, 33 (5)：746-759.

［2］ O'DRISCOLL S W. 1995. Operative treatment of elbow arthritis. Curr Opin Rheumatol, 7 (2)：103-106.

［3］ PEDERZINI L A, NICOLETTAF, TOSI M, et al. 2014. Elbow arthroscopy in stiff elbow. Knee Surg Sports Traumatol Arthrosc, 22 (2)：467-473.

［4］WU X, WANG H, MENG C, et al. 2014. Outcomes of arthroscopic arthrolysis for the post - traumatic elbow stiffness. Knee Surg Sports Traumatology Arthroscopy Official Journal of the Esska, 1 - 6.

［5］KODDE I F, VAN RIJN J, VAN DEN BEKEROM M P, et al. 2013. Surgical treatment of post -traumatic elbow stiffness: a systematic review. J Shoulder Elbow Surg, 22 （4）: 574 - 580.

［6］PAPATHEODOROU L K, BARATZ M E, SOTEREANOS D G. 2013. Elbow arthritis: current concepts. J Hand Surg Am, 38 （3）: 605 - 613.

［7］SAHAJPAL D, CHOI T, WRIGHT T W. 2009. Arthroscopic release of the stiff elbow. J Hand Surg Am, 34 （3）: 540 - 544.

［8］EVANS P J, NANDIS, MASCHKE S, et al. 2009. Prevention and treatment of elbow stiffness. J Hand Surg Am, 34 （4）: 769 - 778.

［9］TUCKER S A, SAVOIE F H - RD, O'BRIEN M J. 2011. Arthroscopic management of the post -traumatic stiff elbow. J Shoulder Elbow Surg, 20 （2 Suppl）: S83 - S89.

［10］CEFO I, EYGENDAAL D. 2011. Arthroscopic arthrolysis for posttraumatic elbow stiffness. J Shoulder Elbow Surg, 20 （3）: 434 - 439.

［11］KEENER J D, GALATZ L M. 2011. Arthroscopic management of the stiff elbow. J Am Acad Orthop Surg, 19 （5）: 265 - 274.

［12］SINGH H, NAM K Y, MOON Y L. 2011. Arthroscopic management of stiff elbow. Orthopedics, 34 （6）: 167.

［13］BLONNA D, BELLATO E, MARINI E, et al. 2011. Arthroscopic treatment of stiff elbow. ISRN Surg, 378135.

（编者：彭 优 李智勇）

第十七章　肘管综合征

肘管综合征（cubital tunnel syndrome, CTS），又称迟发性尺神经炎，是临床上常见的周围神经卡压病变，在上肢其发病率仅次于腕管综合征。1958 年，Feindel 和 Stratford 用"肘管综合征"命名此病，指发生在肘关节附近、没有尺神经直接损伤史的压迫性尺神经病变；1978 年，Panas 报道了首例创伤后迟发性尺神经麻痹。CTS 患者临床症状常表现为环指与小指麻木和刺痛感、肘部疼痛以及肘关节长时间弯曲后疼痛加剧，严重时也可发生拇指内收肌和骨间肌的萎缩、肌力减退、爪形手畸形等。临床体征为尺侧 1 个半指的感觉减退，夹纸试验阳性，内在肌阳性征。

一、相关解剖

尺神经（C8 ~ T1），发自臂丛内侧束，出腋窝后在肱动脉内侧下行，至三角肌止点高度穿过内侧肌间隔至臂后区内侧，继而下行进入肘管，再穿尺侧腕屈肌两头之间至前臂掌面内侧。肘部有 5 个潜在的尺神经卡压部位（图 17 - 1），包括 Struthers 弓（the arcade of Struthers）、臂内侧肌间隔（the

medial intermuscular septum）、内上髁（the medial epicondyle）、肘管（the cubital tunnel）、屈肌—旋前肌深腱膜（the deep flexor pronator aponeurosis），其中以 Struthers 弓处最为常见。Struthers 弓位于肱骨内上髁上方 2 ~ 3 cm，由深筋膜增厚形成，从肱三头肌内侧头延伸至内侧肌间隔。可造成尺神经卡压。Struthers 弓出现率约 70%，是肘管综合征的常见原因。

二、分类和治疗策略

1950 年，McGowan 将 CTS 的严重程度分为三类，轻度、中度和重度异常。随后在 1989 年被 Dellon 进一步修正。具体为：轻度异常，存在断续的感觉异常和主观的功能减退；中度异常，有断续的感觉异常和可测定的功能减退；重度异常，表现为持续的感觉异常和可测定的功能减退。

在产生慢性神经病变之前，早期、轻度的 CTS 可通过非手术加以控制。非手术治疗旨在减轻神经周围组织炎性反应，增强神经的血液灌注并恢复正常轴突传导功能。轻度患者，建议先进行 3 个月的非手术治疗，

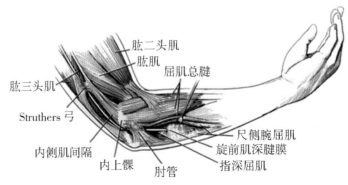

图 17 - 1　尺神经肘部卡压 5 个潜在解剖点

若无效再考虑手术治疗。

对于非手术治疗无效或中、重度的患者，以及有明确病因的患者建议行手术治疗。手术前必须明确诊断，肘管综合征需要与胸廓出口综合征、神经根型颈椎病、腕部 Guyon 管综合征等外科疾病相鉴别，同时也需要同神经内科的非特异性神经炎、平山病等相鉴别。与外科疾病鉴别时，关键是判断神经卡压的部位问题，如果为神经根型颈椎病和胸廓出口综合征，神经卡压位置较高，会影响到其他神经功能，在神经功能障碍方面表现为多条神经功能的障碍，同时感觉减退的部位较弥散。而 Guyon 管综合征则前臂尺侧感觉和运动功能无障碍。与神经内科疾病鉴别时，最难区分的疾病是平山病。该疾病同样表现为上肢肌肉萎缩，有时只出现前臂尺侧和手指内在肌萎缩，伴一定程度的感觉障碍。因此，在决定给患者做手术之前，要做神经的电生理检查和 B 超来证实肘部确实存在尺神经增粗和卡压等。如果存在不是十分明确的诊断，建议请神经内科医生会诊，排除其他疾病的可能。

临床上常见的 CTS 患者，多存在儿童时期肘部外伤史，合并肘外翻畸形等，表现为迟发性尺神经炎。

手术方式包括原位松解术、尺神经前置术、肱骨内上髁切除术和内窥镜下尺神经松解术等。有研究指出，原位松解术和尺神经前置术的效果无明显差别，但目前趋势是一般不行原位松解术，当患者有尺神经半脱位或症状持续反复发作时行尺神经前置术。

三、手术技术

1. 尺神经原位松解术

该手术方式目前不是很常用，虽然该方式创伤小、并发症较少，但存在明显不足，即可能导致术后发生尺神经半脱位，术后神经与周围组织粘连，再次出现卡压的可能性较大。对于较轻的神经卡压，或肘部畸形不

严重者，在关节镜技术不成熟的单位，可以考虑该手术方式。

手术步骤：

（1）仰卧位，上肢外展，外旋，肘关节屈曲。沿尺神经在肱骨内上髁到鹰嘴间走行做一个 3～5 cm 切口。

（2）切开皮下组织，扩大筋膜层表面的无血管区，避免损伤前臂内侧皮神经，该神经在此处可能有 2～3 支，沿筋膜分布，用直角牵开器仔细抬高皮下组织，尽量保护皮神经不从筋膜层分离。

（3）确定内上髁和鹰嘴之间的厚筋膜，切开覆盖在尺神经上的筋膜，向近端延伸，切开 Struthers 弓，向远端直至尺侧腕屈肌 2 个头间的筋膜，完全将神经松解。

（4）再次仔细探查任何可能存在压迫的区域，屈伸肘关节确定神经完全松解并无半脱位而横跨在内上髁上。如果存在半脱位，建议行尺神经前置术。

（5）仔细止血，使用关闭切口柔软的敷料包扎，为防止神经粘连建议早期肘关节活动锻炼。

2. 尺神经前置术

该手术方式为切开神经松解的最主要方式，手术疗效好。神经前置到肱骨内上髁前，有放置在皮下、深筋膜下和肌肉下 3 种方式。3 种方式临床疗效相当，但以放置到皮下最为方便，术后粘连较少，操作容易，出血少。当患者有尺神经半脱位或症状持续地反复发作时，更需要行神经前置术。

手术步骤：

（1）上臂外展外旋，在肘后内侧面肱骨内上髁近侧 3 cm 处开始做皮肤切口，向远端延伸至内上髁后方，并继续沿神经走行延向远端，切口长为 6～8 cm。见图 17 - 2。

（2）将皮肤向前侧牵开，显露前臂内侧皮神经，注意勿损伤该神经，切开深筋膜。

（3）在内上髁后方的尺神经沟内触摸尺

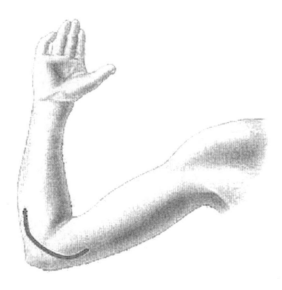

图 17 -2　尺神经肘部松解皮肤切口

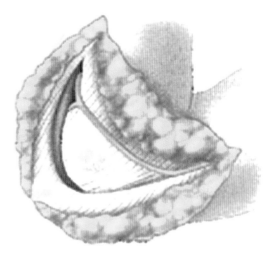

图 17 -4　尺神经前移至皮下

神经，并切开神经表面的厚筋膜，注意保护神经营养血管。在近端显露 Struthers 弓，并切开该弓，游离尺神经，向下显露支配指深屈肌和尺侧腕屈肌的肌支，仔细地在神经内向上解剖此 2 分支。

（4）切除尺神经沟附近的任何纤维组织或骨刺，将神经移出（图 17 - 3），如果有广泛的瘢痕形成，根据需要行神经外膜或神经内松解。

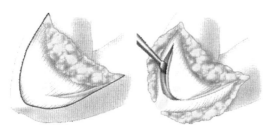

图 17 -3　显露和游离神经，从内上髁后方的瘢痕组织中和尺侧腕屈肌的肱骨头和尺骨头之间的腱弓深面游离尺神经

（5）将尺神经绕过内上髁置于内上髁的前侧，将其放在该区厚层脂肪的深面，旋前肌、屈肌肌群筋膜的表面（图 17 - 4）。

（6）切除内侧肌间隔，切除可能卡压或以其他方式损伤移位神经的任何其他腱性束

带。切除时一定要确认已经切开内侧肌间隔至近侧的 Struthers 弓，在此处尺神经从前方间室穿至后方间室。

（7）在神经内侧间断缝合数针，长度为 2 cm 左右，连接筋膜和皮下脂肪，以防止神经滑回内上髁后方，并检查神经在新的通道有无卡压和扭转，在肘关节屈伸运动时检查神经有无呈锐角和神经张力。

（8）如欲选择尺神经肌下前移，在旋前圆肌浅头、桡侧腕屈肌、掌长肌和尺侧腕屈肌浅头之下插入一把止血钳，确保未损伤正中神经。

（9）锐性切断内上髁的腱性起始部，将屈肌群牵向远侧，仔细保护发自正中神经和尺神经的细小运动支（图 17 - 5）。

（10）将尺神经置于屈肌群深面后，用不可吸收缝线将肌群起始腱缝合回至内上髁。

（11）关闭切口前放开止血带，仔细止血，因为术后该处可出现明显的血肿。

术后处理：固定肘关节于直角位置 3 w，然后开始并坚持理疗，以预防手部肌肉的继发性病变。继续使用适当的夹板固定，直至患者功能恢复到可以不用夹板或支具时才将其拆除。

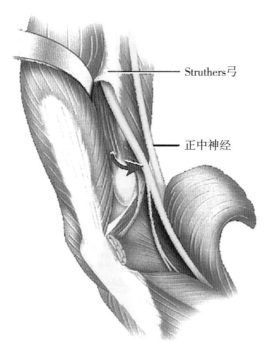

图 17 −5　尺神经前移至肌肉下

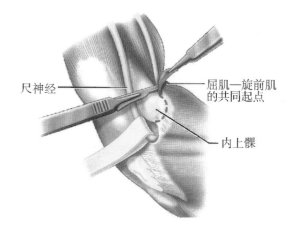

图 17 −6　保护尺神经，从内上髁剥离屈肌—
旋前肌总腱的起点

3. 肱骨内上髁切除术

该手术方式非常少用，文献报道在肘外翻畸形明显、尺神经存在较大牵拉、前置神经仍然存在较大转角时采用该手术方式。但由于肘关节最重要的抗外翻应力结构是起自内上髁前下方的内侧副韧带前束，故内上髁切除后的最大风险是造成肘关节外翻不稳。

手术步骤：

（1）沿尺神经的走行，以内上髁后方为中心做 8 cm 长的切口。

（2）切至深筋膜，仔细保护臂内侧和前臂内侧皮神经（图 17 −6）。

（3）骨膜下显示内上髁，切开屈肌 – 旋前肌总腱起点，注意保护尺侧副韧带。

（4）显露内上髁时要找到并向后方牵开尺神经，注意保护尺神经系膜。

（5）用骨刀或咬骨钳去除整个内上髁和部分髁上嵴，以松解内侧肌间隔的附着部（图 17 −7）。

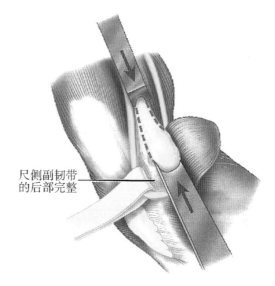

图 17 −7　以滑车的内侧缘为标记切除内上髁，
骨切除后的锐利后缘必须锉圆滑

（6）向近侧显露并切除内侧肌间隔，直至喙肱肌止点处。作为一个潜在的压迫区，Struthers 弓也应松解。

（7）用骨锉锉平骨切除部位，保证无骨嵴残留。

（8）将骨膜与屈肌—旋前肌总腱缝合，以防止尺神经与粗糙的骨松质面接触。

（9）任尺神经自然回到贴近肱骨内上髁的位置。

（10）放松止血带，仔细止血，常规缝

合皮下组织和皮肤。

术后处理：

伤口应以柔软的厚层敷料包扎，患者可耐受时即开始早期关节活动锻炼。

4. 内窥镜下尺神经松解术

该术式较传统开放手术的优势在于：患者恢复快，手术创伤小，手术相关并发症少，以及术后瘢痕引起的不适较小。手术最大缺点是不能够同时做神经前置，可导致部分患者术后神经卡压再次复发。神经外膜松解也比较困难，随着技术改进，该手术方式能够得到进一步推广。

手术步骤：

（1）患者仰卧，肘关节外展、外旋置于旁边的小桌上，在上臂根部放置止血带，将前臂抬离桌面，以保证肘管充分暴露（图17-8）。

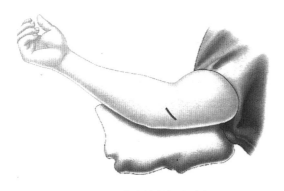

图 17-8　内窥镜松解皮肤切口

（2）驱血后上止血带，在肘管上切开2 cm的皮肤，恰好在内上髁的后方，用组织剪暴露切口至内上髁，一定要保护好皮神经，在最初的切口中避免突破深筋膜。

（3）确定内上髁，用组织剪分离深筋膜，在深层的组织和深筋膜间创造一个间隙。沿尺神经走行分别向远、近两端将脂肪组织和皮神经由深筋膜上分离下来。通过显露的部分进入脂肪组织或暴露尺神经不造成分层。

（4）将尺神经向后推向内上髁触诊确定尺神经，在肘管顶端开口。肘管的开口应该足以保证器械无阻碍地置入。如果看到肘后肌，可以直接在肘管上切断。

（5）在尺神经和肘管间放置刨削刀，分别向远、近两端分离确认尺神经走向（图17-9）。

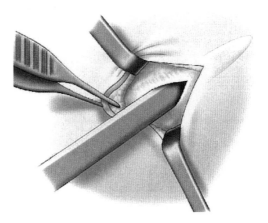

图 17-9　刨削刀用于尺神经和肘管间的分离

（6）插入套管到肘管，向近端在尺神经表面和肘管顶之间分离。附属牵开器放在筋膜表面，防止损伤表面的皮神经（图17-10），如果遇到抵抗，退出器械，重新检查后再次置入。

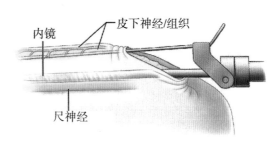

图 17-10　插套管，附属牵开器放在筋膜
表面，避免损伤表面的皮神经

（7）一旦套管放置好，去掉套管，将镜子放在肘管和牵开器之间，确定此路径上没有浅表走行的神经，将镜子放在肘管中，各方向旋转镜子观察下方孔，通过整个肘管的走行确定尺神经的位置（图17-11）。

（8）神经一旦清楚确认后，沿套管上方

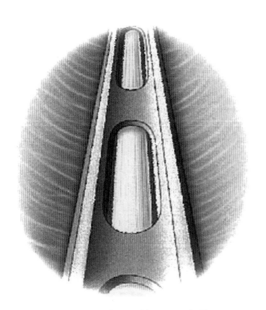

图 17 - 11　确定尺神经位于套管内

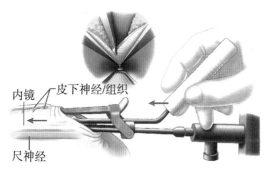

图 17 - 12　沿套管上方孔用刀切断肘管顶部筋膜，插入目镜观察尺神经已从上方筋膜中分离出来

孔用刀切断肘管顶部的筋膜（图 17 - 12）。将套管插回目镜，检查松解是否完全。如果这种方式不能确认松解完全，可放置 1 个小牵开器，暴露神经，将目镜放在牵开器下方仔细观察神经。

（9）松开止血带压迫止血。牵开器还置于原位，通过关节镜由近端到远端观察术野，确定已松解完全和止血。必要时可使用双极电凝。

（10）使用可吸收缝线关闭皮下。局部注射 0.5% 的布比卡因 15 ～ 20 mL 和少许肾上腺素，以弹力绷带包扎。

术后处理：

患者要求有一定的活动度，在 5 ～ 7 d 内可以完全恢复活动。

备注：严重肘关节畸形，如外翻畸形、肘管中骨赘形成或陈旧性肘关节挛缩等，是内窥镜下尺神经松解术的禁忌证。

参 考 文 献

[1] HEITHOFF S. 1999. Cubital tunnel syndrome does not require transposition of the ulnar nerve. J Hand Surg Am, 24: 898 - 905.

[2] PALMER B A, HUGHES T B. 2010. Cubital tunnel syndrome. J Hand Surg Am, 35: 153 - 163.

[3] ELHASSAN B, STEINMANN S P. 2007. Entrapment neuropathy of the ulnar nerve. J Am Acad Orthop Surg, 15: 672 - 681.

[4] WIESLER E R, CHLOROS G D, CAR TWRIGHT M S, et al. 2006. Ultra - sound in the diagnosis of ulnar neuropathy at the cubital tunnel. J Hand Surg Am, 31: 1088 - 1093.

[5] GERVASIO O, ZACCONE C. 2008. Surgical approach to ulnar nerve compression at the elbow caused by the epitrochleoanconeus muscle and a prominent medial head of the triceps. Neurosurgery, 62 (3 Suppl 1): 186 - 192.

[6] LOWE J B, MAGGI S P, MACKINNON S E. 2004. The position of the crossing branches of the medial antebrachial cutaneous nerve during cubital tunnel surgery in humans. Plast Reconstr Surg, 114: 692 - 696.

[7] IBA K, WADA T, AOKI M, et al. 2006. Intraoperative measurement of pressure adjacent to the ulnar nerve in patients with cubital tunnel syndrome. J Hand Surg Am, 31: 553 - 558.

[8] GELBERMAN R H, YAMAGUCHI K, HOLLSTEIN S B, et al. 1998. Changes in interstitial pressure and cross - sectional area of the cubital tunnel and of the ulnar nerve with flexion of the elbow: an experimental study in human cadavera. J Bone Joint Surg Am, 80: 492 - 501.

[9] HICKS D, TOBY E B. 2002. Ulnar nerve strains

at the elbow: the effect of in situ decompression and medial epicondy lectomy. J Hand Surg Am, 27: 1026 – 1031.

[10] CHENG C J, MACKINNON – PATTERSON B, BECK J L, et al. 2008. Scratch collapse test for evaluation of carpal and cubital tunnel syndromes. J Hand Surg Am, 33: 1518 – 1524.

[11] BIGGS M, CURTIS J A. 2006. Randomized, prospective study comparing ulnar neurolysis in situ with submuscular transposition. Neurosurgery, 58 (2): 296 – 304.

（编者：王　哲　陈郁鲜）

第十八章　肘关节类风湿关节炎

一、概论

类风湿性关节炎为全身结缔组织炎症，主要病变在关节，表现为进行性关节炎症、破坏性病变，最终发展至关节破坏、畸形、脱位，部分关节出现纤维性甚至骨性强直，是常见的非感染性关节疾病，在外科手术治疗中很常见，仅次于关节退行性疾病。

（一）类风湿关节炎概念、发病率、病因、发病机制与病理

全世界类风湿性关节炎的平均发病率为 $0.1\% \sim 4\%$。45 岁以下男女比例为 $1:3$，60 岁以后则男女相似。美国 1200 万关节炎患者中类风湿关节炎逾 30%。中国初步调查估计在 0.3% 左右。类风湿关节炎的严重致残率高达 $15\% \sim 30\%$，需手术治疗者占 $20\% \sim 30\%$。常见发病年龄在 $25 \sim 50$ 岁，严重病变高峰在 $35 \sim 45$ 岁。该疾病对社会及患者的生活、职业及精神负面影响甚大，也凸显了该病治疗的迫切性和重要性。

虽然该病病因尚未阐明，但目前的研究认为"自身免疫"与发病相关。典型的类风湿关节炎病理组织学变化特点首先是进行性破坏性滑膜炎，然后出现软骨、骨质等病变。最初的损害从滑膜的血管炎开始，病变类似肿瘤样侵袭。电子显微镜可见滑膜炎症毛细血管损害，纤维素渗出，炎症细胞游走，滑膜间皮细胞层呈绒毛状增生，伴淋巴—浆细胞浸润，并在浆细胞内形成滑膜内风湿因子。

近年，人们发现附着于软骨表面的成纤维细胞可导致软骨破坏，通过酶的直接作用以及炎症介质释放，如白介素可使软骨表面降解，同时抑制基质深层的软骨细胞代谢。软骨表面的细胞血管组织—肉芽组织，不断形成血管翳，肉芽肿的中心可发生坏死。病变常首先侵袭所谓"裸区"，包括关节软骨边缘和关节囊，以及滑膜止点之间无软骨覆盖的松质骨。从软骨边缘向软骨做钳状包抄侵袭，病变从深浅两个方向破坏软骨，然后破坏区域再向骨质进展。关节附近有骨质疏松，长期使用皮质类固醇激素者更明显，最后关节可伴纤维变化。关节破坏，加上软组织挛缩等变化可出现各种畸形。常用的 X 片影像学分级为 Larsen（或 LED）法。见表 18 - 1。

表 18 - 1　类风湿关节炎 X 片影像学 Larsen 分级法

分级	影像学及临床表现
0 级	无病征，关节轮廓清晰，无软组织与骨质疏松等
I 级	软组织肿胀，关节周围骨质疏松，关节间隙较健侧轻度狭窄，轻度临床症状
II 级	负重关节轻度侵蚀，关节间隙轻度狭窄，有明显临床症状
III 级	骨软骨交界处有侵蚀，有囊肿样变化，关节狭窄加重
IV 级	关节明显侵蚀破坏，间隙显著狭窄，负重关节出现畸形
V 级	关节残毁破坏，严重畸形、脱位、半脱位，关节活动显著受限

（二）肘关节类风湿关节炎的特点

类风湿关节炎罹患肘关节的病例有 $1/2 \sim 2/3$，肘关节是由肱骨、桡骨和尺骨关节面构成的复杂三关节复合体，炎症病变可致三关节的功能协调受扰，出现功能障碍。80% 肘类风湿关节的破坏由肱尺关节开始，早期滑膜炎期可有滑车中央切迹的破坏，屈伸运动导致肱骨滑车及尺骨滑车切迹的破坏，进而肱尺关节尺侧出现骨质吸收，滑车消失，只残留内上髁及外上髁，最终内上髁骨折或内上髁被吸收。所以，肘关节类风湿关节炎临床上较早出现运动障碍，伸直障碍往往比屈曲障碍多见。

二、手术治疗各论

（一）治疗概论

类风湿关节炎的治疗近年来有许多可喜的进步，但遗憾的是不论药物保守治疗还是各种手术治疗均不具根治性。关节切除、关节切除成形术、关节置换及关节融合固定等手术都能一定程度上改善患者症状。手术目标在于保守治疗无效时用于消除疼痛，改善关节运动功能，避免病残或者减低病残的程度，手术对提高患者的生活质量还是有肯定、正面和积极的效果的。

其中，滑膜切除术具有治疗和防止病变进展的作用。病变滑膜富含免疫球蛋白，释放的各种酶对组织有损害作用，其对炎症反应起支撑作用。关节软骨再生能力差，即使轻微的损害也会造成不可逆的后果，故滑膜的炎症病变是类风湿关节炎的物质基础，所以及早、彻底清除有侵蚀、破坏作用的病变滑膜有可能抑制炎症病变及其恶化造成的关节破坏。及早切除肌腱病变滑膜可避免肌腱自发性断裂，腕管滑膜切除可减轻正中神经受压避免出现的"腕管综合征"。切除病变滑膜后 $6 \sim 12$ w 会出现再生滑膜组织，它

虽有不同程度炎症征象，却有较正常的功能。综上所述，对于较早期的类风湿性关节炎，该手术有明确的效果，甚至被认为是局部的基础治疗，特别是目前创伤较小的关节镜下滑膜切除术能延缓病情进展。

另外，上肢多为非负重关节，关节切除后形成新关节面，将骨端修小，并使其光滑，挛缩的关节囊得以相对松解，从而可以增大关节活动范围。肘关节还可以切除病变且不协调的关节部分，改善关节功能。与人工关节置换比较其长期效果稳定。近年来，肘人工关节置换发展较快，关节假体种类较多，能满足年轻患者不同病变的需求。如果出现严重的关节破坏，只能采取关节融合固定术来改善肘关节症状。

（二）肘关节滑膜切除术及附加手术

1. 传统关节切开滑膜切除术

取桡背侧 "S" 形切口，旋转前臂定位桡骨头，切口经桡骨头向肱骨外上髁与鹰嘴之间延伸。对桡侧伸肌腱止点与下方的肘后肌分别做切割。在桡侧腕短伸肌与伸指总肌之间进入关节，前臂旋前/旋后清除桡骨头附近炎症滑膜，直达环状韧带。拉开桡骨头暴露肱尺关节，进一步清除滑膜。伸直肘关节清除后方鹰嘴凹与桡尺关节炎症滑膜。缝合上述被切割的肌腱和肌肉。若有尺神经刺激征，可于尺神经沟另做切口，清除尺神经周围滑膜组织，并将尺神经前移。术后约有 1/3 患者止痛效果显著，不理想者多因病变桡骨头未予切除或尺神经未获得适当处理。

2. 桡骨头切除术

切口如肘关节滑膜切除术，于桡侧腕短伸肌与伸指总肌之间进入关节，于环状韧带近端切除桡骨头 2 cm。勿损伤桡神经，因其靠近截骨线远端走行。

3. 关节镜下滑膜切除与桡骨头切除

传统关节切开滑膜切除术已逐渐被弃用，目前更通用的是经关节镜滑膜切除与桡骨头切除术。该手术创伤小，术后即可开始积极的主/被动活动锻炼，利于防止术后粘连。见图18-1、图18-2。

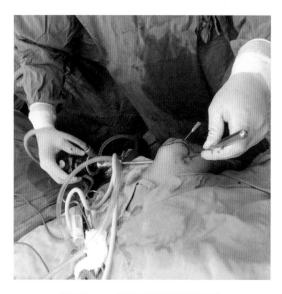

图18-1　肘关节镜滑膜清理术

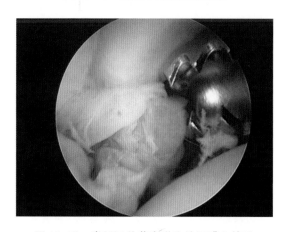

图18-2　类风湿关节炎增生的滑膜血管翳

手术过程同常规关节镜术，近端前内入路置入关节镜，近端前外入路置入刨刀，行关节腔前间室的滑膜清理；后正中入路置入关节镜，后外侧入路置入刨刀，行后间室的滑膜清理。肘伸直障碍者可用磨钻或细骨凿

清理鹰嘴处的骨赘，如为屈曲障碍，则要去除冠突赘生物。

4. 桡骨头假体置换

为避免桡骨头切除后的不良效果，有人采用硅胶树脂假体做桡骨头置换，但并不能改善肘生物力学。金属桡骨头假体用于骨折后置换，效果欠佳，但用于类风湿关节炎桡骨头切除后的置换，结果尚待进一步观察。

（三）肘关节成形术

关节成形术的指征及禁忌证与人工关节类似。它适于肘关节严重破坏，尤其是同肩关节、腕关节僵硬者，更宜保留肘关节功能，以利于手功能的发挥。长期僵硬固定的肘关节属相对禁忌证。肌肉虽长期废用，但术后屈伸力量可能有部分恢复。术前即开始肌肉电刺激为积极的辅助措施。关节成形术多限于青年不宜做人工关节置换者，或作为关节置换失败后的选择。

1. 关节切除成形术（图18-3）

（1）甲型切除成形术：尺骨近端完全切除平整，肱骨远端水平切除，不用插入物（Ollier，Herbert）。术后可能出现严重不稳。见图18-4。

（2）乙型切除成形术：尺骨近端斜行切除，肱骨远端修成弧形（Gschwendt）。

（3）丙型切除成形术：尺、肱骨端凹凸成形，尺骨近端修成凹盘状，肱骨远端修成钝楔形（Hass，Vainio）。

以上各型桡骨头均未垂直切除。最后丙型稳定性最佳。

2. 插入物间置成形术

该术式病例报道不多，但一期效果较佳。手术取背侧切口，肱三头肌肌腱做一条形瓣，关节面切除如Hass关节成形术。条形瓣作为关节插入物，经肱尺关节断面从后向前，通过鹰嘴凹底部中央的钻孔返回后

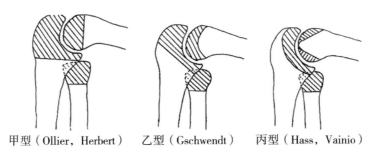

甲型（Ollier，Herbert）　　乙型（Gschwendt）　　丙型（Hass，Vainio）

图 18 - 3　关节切除成形术（甲、乙、丙型）

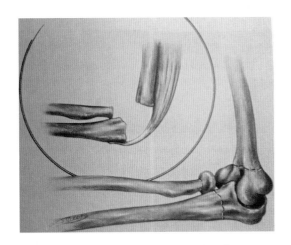

图 18 - 4　肘关节甲型切除成形术

方，缝合固定于肱骨后方皮质，使尺骨断端悬挂于肱骨。它可改善成形术常见的鹰嘴对肱骨新关节面的不良倾斜度，从而提高关节的稳定性。见图 18 - 5。

3. 牵伸关节成形术

关节松解术后经骨牵伸使关节面分离，以避免术后立即存在的关节面接触、磨损，以及疼痛所致的反射性活动受限、最终的纤维性强直。骨牵伸 6 ～ 8 w 后关节

面出现纤维组织层，从而形成新的活动层面。见图 18 - 6。

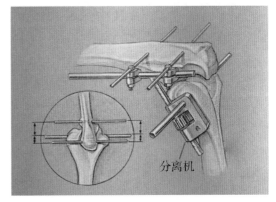

图 18 - 6　牵伸关节成形术

该手术牵伸固定借助于穿骨的施氏针，关键是固定针间的活动轴需与肘关节活动轴一致（轴线通过外上髁结节，经肱骨滑车至内上髁前下部内侧），从而避免关节活动时损害性的杠杆作用力，诸如内外翻不良应力等。它借助于两种方式：铰链式外固定架和框形骨固定器。制动由数日到两周不等。

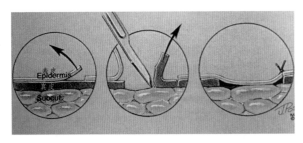
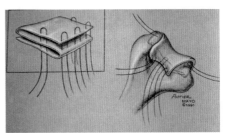

图 18 - 5　肘关节插入物间置成形术

（四）肘关节置换术

1. 人工肘关节历史及各种类型

肘关节置换由于多种原因落后于髋、膝关节置换，包括初期设计缺陷，导致假体虽然允许早期无痛运动，但 2～3 年会由于假体松动引起失败。早期假体由一个坚固的合页连接，导致非常高的失败率，后来引入一种结合松散和肥大的设计替代坚固的合页，目前常见的包括 Coonrad-Morrey、GSB 和 Discovery 假体。与此同时也发展出一种在肱骨和尺骨间无铰链机制的假体，被称为"非铰链式"假体，如 Capitellocondylar、Souter – Strathclyde 和 Kudo 假体。再后来假体开始变为组件式，允许其任意组合成铰链或非铰链假体置入（表 18 – 2）。

表 18 – 2　假体的类别

非 铰 链 式	铰 链 式	组 件 式
Capitellocondylar	Coonrad-Morrey	Acclaim
Souter – Strathclyde	GSB Ⅲ	Latitude
Kudo	Discovery	—

近年来，类风湿性肘关节炎的治疗方式发生了明显转变，铰链式和非铰链式肘关节置换的可靠性明显增加，成为治疗的有效方法。Mayo 医院采用全肘关节置换治疗 78 例类风湿性肘关节炎，随访 12 年最终满意率为 92%，并发症约 15%。

最近几年肘关节置换已获得良好效果，因而对严重的关节炎建议采用肘关节置换进行治疗。

肘关节置换术的临床手术指征包括轻度镇痛药、非甾体类抗炎药或其他药物无法控制的疼痛。影响睡眠的休息痛是最明确的手术适应证。此外，还包括肘关节活动和力量的减弱，以及随之而来的功能降低、影响工作。

现代肘关节假体置换是类风湿性关节炎

患者治疗的有效选择，并取得满意结果。随着经验的积累效果越来越好，但肘关节置换的并发症高于髋或者膝关节置换。

2. 表面置换型人工肘关节（Kudo 型假体治疗肘关节类风湿关节炎）

人工肘关节置换可以解决类风湿关节炎引起的各种肘关节问题，手术损伤小，并发症发生率低，长期疗效好。对于假体松动的患者，需要考虑假体翻修是否相对容易。Kudo 型假体（图 18 – 7）具备上述优点，是比较优秀的肘关节假体之一。

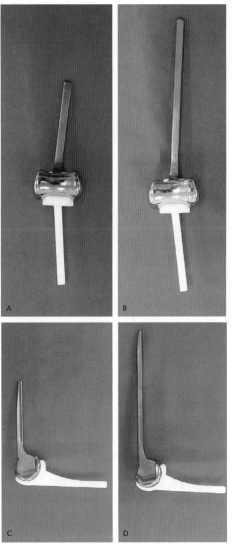

图 18 – 7　Kudo 型假体

Kudo 型假体属非连接型表面置换假体。1972 年Ⅰ型假体首次研发并用于临床，后经逐渐改进，1993 年研发出Ⅴ型假体，使用至今。肱骨假体使用非骨水泥技术固定，尺骨假体既有骨水泥型，也有非骨水泥型设计。为了提高 Kudo Ⅴ型假体的长期疗效，肱骨侧可使用多孔涂层非骨水泥型假体，尺骨侧使用骨水泥型假体固定，这种组合固定被认为是理想组合。尺骨冠突缺损的患者，使用带金属背衬长柄假体。严重骨质疏松、肱骨侧有骨质缺损的患者，建议使用骨水泥型假体。

手术适应证：

（1）Larsen 分类。Ⅳ级以上、关节严重破坏、疼痛伴肘关节不稳定、活动受限或关节强直。

（2）疼痛伴关节僵硬。屈肘小于 110°，手指无法到达头面部。X 片检查可见冠突及尺骨关节面有骨质增生。

（3）肘关节不稳。因疼痛或关节不稳，手持重物后关节无法主动屈伸。

（4）肘关节强直。肘关节纤维性强直、骨性强直会出现各种固定畸形。

术前准备：

（1）评估患者全身状况，有无并发症及感染灶。

（2）评估围手术期治疗药物是否需要停药。

（3）影像学客观评价肘关节，评估是否需要植骨。

（4）术前评估有无尺神经卡压及颈椎病。

（5）评估临近关节功能，尤其是前臂是否旋后受限，要评估是否需要进行桡骨头切除。

体位、麻醉选择：

一般可用全身麻醉或臂丛神经阻滞麻醉。取 45°健侧卧位，患肢置于胸前，使肘关节的后方朝上，止血带尽可能靠近腋窝。

见图 18-8。

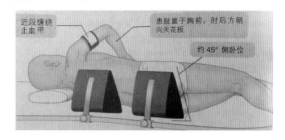

图 18-8　肘关节置换体位

手术器械确认：

咬骨钳，微型摆锯，磨钻，人工关节相关器械。

手术概要：

（1）切口选择。肘后方正中切口，注意鹰嘴处弧形切开，注意皮肤血运。见图 18-9。

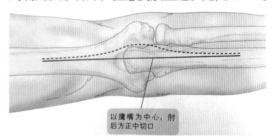

图 18-9　肘关节置换后正中切口

（2）尺神经的分离及保护。见图 18-10。于切口近端，肱三头肌内侧找到尺神经，小心向肘管方向分离，打开肘管，充分游离，尺神经前置。注意切开尺侧腕屈肌腱膜，避免术后尺神经二次卡压。分离尺神经使用双极电凝仔细止血，否则易导致血肿压迫神经。

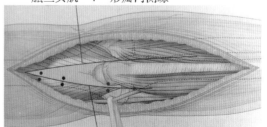

图 18-10　尺神经分离及保护

（3）筋膜及腱膜的切开，显露关节。把鹰嘴及鹰嘴以远尺骨棘外侧缘筋膜切开，剥离尺骨上附着的肌肉。向近端延长切口，肱三头肌腱膜开"V"形瓣，切开肱三头肌腱膜6～7 cm，掀起"V"形瓣，向近端翻转，缝合固定。见图18-11。"Y"形切开肘后关节囊，剥离在肱三头肌和肱骨上的附着，切断内侧关节囊。屈肘、前臂旋后可充分显露肘关节。由后向外充分剥离外上髁附着的关节囊，切断环状韧带与关节囊尺侧的

临时缝合固定

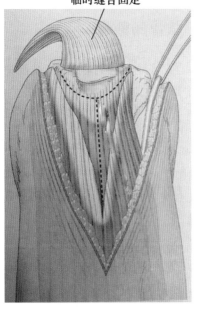

图18-11　肱三头肌瓣游离至鹰嘴尖端后，向背侧翻转，临时缝合固定

附着，露出桡骨头颈部，距桡骨头10～15 mm，切除桡骨头。彻底清理关节内增生的滑膜组织。

（4）假体选择。假体分左右侧。术前需用模板与X片对比，决定假体尺寸。术中需用假体试模再次对比大小。原则上假体尺寸由尺骨大小决定。选择的假体要使冠突的长度得到足够的保留。

（5）肱骨侧截骨。见图18-12。首先，行肱骨滑车截骨，中心点稍偏向外侧，截骨前在肱骨滑车处做好标记。用音叉形骨刀或者微型摆锯截骨。其次，用磨钻在截骨后的肱骨鹰嘴窝处开通髓腔。髓腔挫扩髓后植入肱骨假体试模，作为进一步截骨的导向器。肱骨假体有20°的前倾，为准确植入，后方需较多地截骨。假体有5°的外翻，正常情况下假体打入可与外侧骨面准确匹配，但内上髁有骨质缺损时，假体与内侧骨面会产生间隙。需在间隙处植骨或填塞骨水泥。

（6）尺骨侧截骨。见图18-13。首先要切除鹰嘴及冠突处的增生骨质。尺骨关节面外侧半要比内侧半高出少许，外侧半高出的部分需用咬骨钳或磨钻清除，然后用尺骨圆锉做出平坦的骨面。锉磨骨面时鹰嘴侧骨质可多切除，冠突侧骨质要多保留，尺骨的厚度保留7～8 mm，然后开通骨髓腔并扩髓，切除尺骨内侧关节面骨赘。

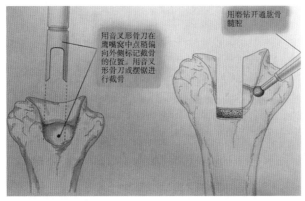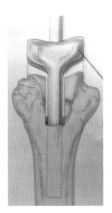

图18-12　肱骨侧截骨

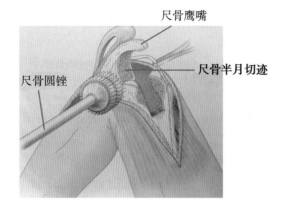
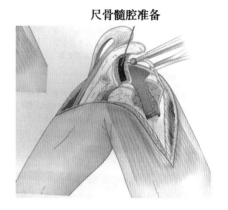

图 18 – 13　尺骨侧截骨

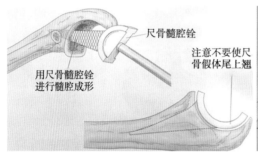
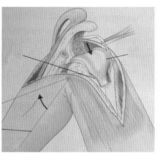

图 18 – 14　尺骨假体置入

（7）复位试模，假体固定。先插入尺骨试模假体，然后插入肱骨侧试模，复位后行屈伸范围检查，确定假体相互匹配和稳定。一般活动范围达 120°，伸肘常常受限，伸肘丢失 30°以上情况常见。如果伸肘过度受限，肱骨远端追加截骨 2～3 mm，把肱骨假体向近端打入；相反，伸肘达 0°或过伸，可能会导致术后关节不稳及半脱位，这时需将假体置入浅些，或者用骨水泥、骨移植弥补间隙。

冲洗后固定假体，尺骨侧原则上需要骨水泥固定，全聚乙烯尺骨假体容易松动，尺骨髓腔扩大后，用手指将骨水泥填入，后置入假体，注意尾端不能上翘。见图 18 – 14。肱骨假体原则上使用非骨水泥技术固定。假体插入后让假体与外上髁接触，内侧假体间隙常因骨缺损而存在，要进行植骨或者骨水泥填充，如确实过大可取髂骨进行移植。试模如果假体不稳，可考虑骨水泥固定。

（8）筋膜及腱膜缝合。屈肘 90°进行缝合，在适当的张力下缝合尺骨鹰嘴背侧腱膜是预防术后关节脱位的重要手段。如果患者术前屈肘功能很差，肱三头肌腱膜需延长 1～2 cm，进行"V – Y"延长缝合。见图 18 – 15。

（9）松开止血带。完成以上步骤后，松开止血带压迫止血。如手术超过 90 min，需松开止血带防止神经麻痹。尺神经伴行血管要认真止血，否则术后易出现血肿。

（10）桡骨头切除、尺神经前置。术前前臂旋后障碍者，术中要再次确认，如仍有旋后受限，需行桡骨头切除，以改善旋转功能。最后行尺神经前置。

（11）放置引流管、缝合切口。缝合皮肤前放置引流管。

图 18 – 16 为一 59 岁内风湿性关节炎的女性患者行 Kudo 假体置换术前术后的 X 线检查。

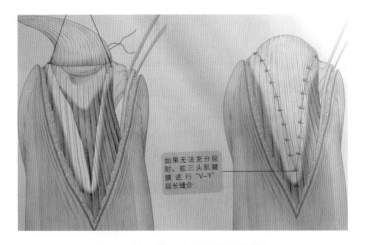

图 18-15　肱三头肌腱膜修补缝合

图中标注："如果无法充分屈肘，肱三头肌腱膜进行"V-Y"延长缝合"

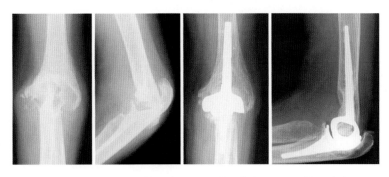

图 18-16　59 岁女性，类风湿性肘关节炎 Kudo 假体置换术

术后并发症及处理：

（1）尺神经损伤。尺骨内侧骨赘、血肿压迫是术后尺神经损伤的常见原因。所以，术中要仔细分离神经，认真止血。术后一旦发现尺神经损伤，应进行原因判断，然后尽早手术探查。

（2）脱位、不稳定。背侧腱膜在张力下缝合是预防术后脱位最重要的一点。如果术后发生脱位要重新调整张力下缝合。

（3）术后皮肤切缘坏死。较少见，如有坏死长期不愈合可能会引起深部感染，需及时清创处理。

康复治疗：

术后屈肘 60°～90°，前臂中立位或旋后位石膏固定，1 w 后可间断拆石膏进行肘关节屈伸运动，术后 2～3 w 仅夜间行石膏固定。3 w 后去除石膏。

3. 半限制型人工肘关节（Coonrad-Morrey 型假体）

非限制型假体一般只应用于骨质较好、韧带功能良好的患者，在侧副韧带功能不全的患者使用易导致脱位的发生。半限制型假体在假体连接部允许少量活动，可减轻应力。但是，假体结合部的聚乙烯垫容易磨损，产生颗粒导致骨吸收的发生。Coonrad-Morrey 型假体（图 18-17）是 Mayo clinic 的 Morrey 等人研发的关节，其前方有一翼突，可插入植骨块，抵消假体旋转及下沉的应力，可延长假体寿命，适用于骨质严重破坏和需要翻修手术的肘关节。

1998 年 Gill 报道了 78 例患者行 Coonrad-Morrey 型假体肘关节置换术后 10～15 年的结果，平均随访 12.5 年，97% 没有疼痛或仅有轻微疼痛，平均屈伸活动范围为

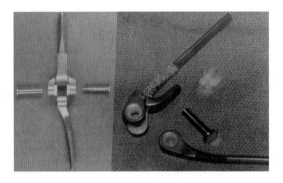

图 18 – 17   Coonrad-Morrey 型假体

28°~ 131°，平均旋前 68°，旋后 62°；其中，76 例获得长期影像学评估，有 2 例尺骨假体松动，一例与感染有关，另一例随访时不需要翻修，5 例有衬垫磨损，但不需要翻修。之后作者报道了 450 例患者，其中有 4 例衬垫严重磨损，需要进行翻修。

手术特点：

对于肘关节畸形严重或者高龄患者，人工肘关节置换是有效的治疗手段。Coonrad-Morrey 型人工肘关节是半限制型人工肘关节。一般限制性假体术后长期疗效不理想，据报道 Coonrad-Morrey 型假体术后长期疗效较好，其最大优势是术后防脱位效果好。

其他优点：

（1）手术显露使用经肱三头肌入路，伸肘装置损伤相对小，术中可以确保术野显露充分，确保活动范围。

（2）截骨量少。

（3）肱骨假体有两种，尺骨假体有 4 种，假体大小可以对应各种情况。

术前准备及注意事项同 Kudo 假体，此处不再赘述。

手术概要：

（1）取侧卧位，患肢在上方。放止血带驱血。以鹰嘴为中心后方正中切口，在鹰嘴处向桡侧略呈弧形切开。在尺侧确定尺神经后进行分离，游离足够长度避免尺神经损伤，尺神经关节支需切断。关节的显露按 Camppell 的入路进行。肱三头肌腱膜"V"

形切开，肌腹正中切开后向两侧进行分离。关节显露后进行滑膜切除，然后显露桡骨头，自远端 1.5 cm 处截断桡骨头。保留桡骨头以备植骨用。见图 18 – 18、图 18 – 19。

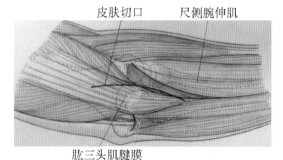

图 18 – 18   手术入路

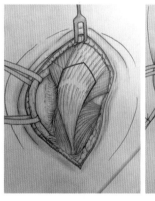
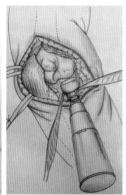

图 18 – 19   桡骨头切除和肱三头肌切开

（2）肱骨截骨：如果滑车存在，切除滑车中央部，确定肱骨的方向，髓腔插入肱骨截骨导向装置。如果肱骨小头残存，截骨导向器安装到肱骨小头为止；如果肱骨小头未残存，导向器必须安装到鹰嘴窝的近端截骨处的骨面，沿导向器进行截骨。然后扩髓，插入试模，一定要确认试模充分插入截骨部位。见图 18 – 20。

（3）尺骨截骨：切除鹰嘴尖使截骨面和尺骨髓腔位于同一平面。于冠突基底部开窗，用扩髓工具打开尺骨髓腔。尺骨皮质较硬，需要多耗些时间充分扩髓，使试模能够插入足够的深度。见图 18 – 20。

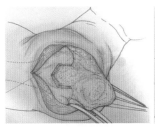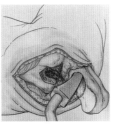

图 18-20　肱骨和尺骨截骨

（4）骨水泥固定。进行骨水泥固定之前，肱骨前方要进行植骨。通常用 1 cm × 1 cm 大小带半侧骨皮质的松质骨块。厚度约 3 mm，骨块过厚将无法插入。骨水泥固定通常分两次进行，先固定尺侧。因肱骨的操作比较复杂，所以进行两次操作比较安全。使用骨水泥枪注入骨水泥，注意插入尺骨假体时不要发生旋转。

然后进行肱骨固定。骨水泥枪注入水泥后，插入肱骨假体，置入备好的移植骨块。假体的屈伸旋转合页隐藏在肱骨髁的前方，把肱骨假体和尺骨假体用金属栓组装起来，听到"咔嚓"金属音后，意味着组装成功，最后把肱骨假体进一步向髓腔内插入。见图 18-21。

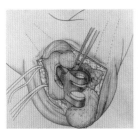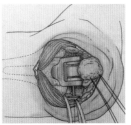

图 18-21　Coonrad-Morrey 假体安装

（5）充分冲洗，放置引流管，缝合肱三头肌。见图 18-22。尺侧腱膜成分较多，所以尺侧的缝合要认真确切。术后尺神经前置。

康复治疗：

术后屈肘 30°石膏固定，术后第 2 d 拔除引流管，术后 7～10 d 开始活动功能训练。终生持重不大于 5 kg。

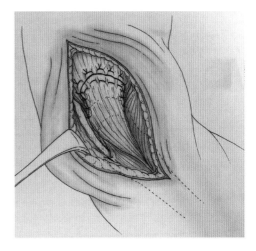

图 18-22　缝合肱三头肌闭合切口

（五）肘关节融合术

此术（图 18-23）只能作为人工关节置换失败、成形术缺乏条件的最后选择。肘关节固定后对手功能有较大损害。另外，相对前臂较长的杠杆力臂，较小的关节融合面可导致较高的假关节发生。虽术后经过较长时间制动，但以前的报道显示融合率仍较低。有下述两种方法值得推荐：

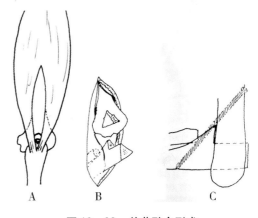

图 18-23　关节融合形术

注：A——Campbell 入路；B——鹰嘴修成三角形；C——固定肱骨远端和尺骨。

（1）弯曲钢板加框架骨钉固定，钢针固定 6～8 w 后拔除，融合率达 80%左右。

（2）将鹰嘴修成三角形，插入肱骨鹰

嘴凹相应的空穴中，然后以一螺丝钉经肱骨至尺骨加固，融合率达 100%。

参 考 文 献

[1] 王慰年. 类风湿关节炎的外科手术治疗 [M].
上海：上海科学技术文献出版社，2013.

[2] 金谷文则. 上肢类风湿关节重建术 [M]. 郑
州：河南科学技术出版社，2014.

[3] SZYLUK K, et al. 2013. Comparison of short –
to medium – term results of Coonrad-Morrey elbow
replacement in patients with rheumatoid arthritis
versus patients after elbow injuries. Med Sci-
Monit, 19: 18 – 27.

[4] SKYTTA E T, et al. 2009. Total elbow arthro-
plasty in rheumatoid arthritis: a population –
based study from the Finnish Arthroplasty Regis-
ter. Acta Orthop, 80 (4): 472 – 477.

[5] HASHIZUME K, et al. 2010. Radiographic meas-
urements in the evaluation and classification of el-
bow joint destruction in patients with rheumatoid
arthritis. Clin Rheumatol, 29 (6): 637 – 643.

[6] STUDER A, ATHWAL G S. 2011. Rheumatoid
arthritis of the elbow. Hand Clin, 27 (2):
139 – 150, v.

[7] KHATRI, M, STIRRAT A N. 2005. Souter –
Strathclyde total elbow arthroplasty in rheumatoid
arthritis: medium – term results. J Bone Joint
Surg Br, 87 (7): 950 – 954.

[8] SCHMIDT K, HILKER A, MIEHLKE R K. 2007.
[Differences in elbow replacement in rheumatoid ar-
thritis]. Orthopade, 36 (8): 714 – 722.

[9] TACHIHARA A, et al. 2008. Postoperative re-
sults and complications of total elbow arthroplasty
in patients with rheumatoid arthritis: three types
of nonconstrained arthroplasty. Mod Rheumatol,
18 (5): 465 – 471.

[10] RAUHANIEMI J H, TIUSANEN, K A. 2006.
Kudo total elbow arthroplasty in rheumatoid ar-
thritis. Clinical and radiological results. J Hand
Surg Br, 31 (2): 162 – 167.

[11] BAGHDADI Y M, et al. 2014. The outcome of
total elbow arthroplasty in juvenile idiopathic ar-
thritis (juvenile rheumatoid arthritis) patients. J
Shoulder Elbow Surg, 23 (9): 1374 – 1380.

[12] JEON I H, et al. 2011. Surgical treatment and
clinical implication for posterolateral rotatory in-
stability of the elbow: Osborne – Cotterill lesion
of the elbow. J Trauma, 71 (3): E45 – E49.

[13] ALLIEU Y, RECKENDORF G M Z DAUDE O.
1998. Long – term results of unconstrained Ro-
per – Tuke total elbow arthroplasty in patients
with rheumatoid arthritis. J Shoulder Elbow
Surg, 7 (6): 560 – 564.

[14] BRINKMAN J M, DE VOS M J, EYGENDAAL
D. 2007. Failure mechanisms in uncemented
Kudo type 5 elbow prosthesis in patients with
rheumatoid arthritis: 7 of 49 ulnar components
revised because of loosening after 2 – 10 years.
Acta Orthop, 78 (2): 263 – 270.

（编者：任建华　陈郁鲜）

第十九章　上尺桡融合

上尺桡融合（图 19 – 1）是一种尺、桡骨近端存在骨性或软骨性连接，导致前臂旋转功能不同程度丧失的骨科畸形，分为先天性和外伤性两种。前臂在正常情况下可旋前 75°、旋后 85°，完成平时正常生活需要的前臂功能旋转弧仅为 100°，即旋前 50°、旋后 50°，但是大部分上尺桡融合患者的旋转弧仅有 60°，严重影响日常生活。

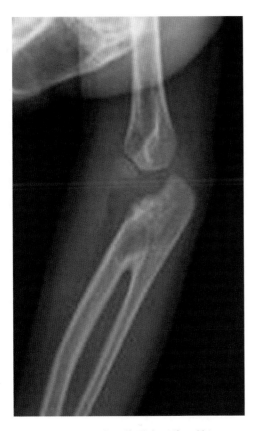

图 19 – 1　上尺桡融合（先天性）

外伤性相对常见，发生率较高，达 2%～6%[1]。Gros 在 1864 年首次在尸体解剖中发现并描述了创伤后桡骨、尺骨融合。

随后 Grove 开展手术治疗，发现其治疗成功与否取决于前臂融合发生的部位[2,3]。任何导致上尺桡骨间血肿形成或尺桡骨间膜的损伤均有导致后期上尺桡骨融合的风险，其中以前臂骨折术后最容易发生，其他还包括前臂骨折的非手术治疗、刀刺伤、肱二头肌肌腱远端断裂的修复等[4,5]。导致其发生的危险因素包括单切口治疗前臂双骨折、高能量骨折、桡骨头损伤、手术技巧欠佳、大骨块残留、尺桡骨血肿形成、Monteggia 骨折或其他更复杂的骨折类型[6,7]。基于融合发生的位置，外伤性桡尺骨融合已被分为以下三种类型：Ⅰ 型最常见，发生在前臂远端；Ⅱ 型发生在尺桡中段；Ⅲ 型发生在前臂近端。

手术时机：一般认为骨性连接已经成熟即可行手术切除，也有文献支持伤后 1～3 年进行手术。手术治疗主要包括骨桥连接的切除和各种材料的植入来防止复发。目前，多种组织或材料获得尝试，包括脂肪、筋膜、肌肉、硅和玻璃纸等[8]。最理想的方法就是在桡骨和尺骨之间创建一个大约 15 mm 的空隙，防止进一步粘连。同时切除骨连接也是至关重要的[1,2,9]。

先天性上尺桡融合（congenital proximal radioulnar synostosis，CPRUS）是一种尺、桡骨近端存在先天性骨性或软骨性连接的上肢畸形，比较罕见，据报道 60% 双侧累及。Sandifort 首次报告该病可追溯到 1793 年，他将其命名为先天性上尺桡融合[10]，据统计到 1994 年，该病的文献报道已有 350 例。由于存在尺、桡骨近端骨性或软骨性融合，患者表现为前臂固定于某一位置，旋转功能明显受限。如果该前臂旋前畸形较为严重，严重影响患者的生存及生活自理能力，患者将无法完成端碗吃饭、洗澡穿衣、书写打字等日常活动。但由于本病的旋转功能障碍仅局限于前臂，常不能被及时发现诊断并得到相应的治疗，因此，很少见到新生儿和婴儿病例，多在 4～5 岁的幼儿期，因动作的缺陷，手的旋前位固定、旋后活动消失，才被重视而发现。同时，该病的罕见往往导致临床诊断和治疗的延迟。Cleary 和 Omer 报道该病的平均诊断时间为 6 年，从 6 个月到 22 年不等[10]。

近年来，随着患者对生活质量要求的提高及手术技术的成熟，该病的相关报道也逐渐增多，增加了散在数十例报告，国内外文献报道已逾 500 例。目前，CPRUS 的治疗方式包括分离融合区重建术、旋转截骨术及截骨后 Ilizarov 外固定支架矫形术等多种手术方式，主要是根据是否恢复上尺桡关节的旋转功能来区分的。由于该病发病率较低，目前无相关前瞻对照研究和大宗病例报道，故术式的选择仍存在争议。

一、病因及组织胚胎学

CPRUS 是一种十分罕见的胚胎发育性畸形，目前认为是胚胎发育时尺、桡骨分开失败所致[11,12]。当胚胎发育至第 5 w 时，肘关节开始形成，此时肱骨、尺骨、桡骨的软骨原基彼此相连，包绕在同一软骨膜内，随后出现纵裂，尺、桡骨分开[13]。但是，如果胚胎发育至第 7 w 时纵裂形成失败，则尺、桡骨间软骨原基持续存在，导致尺、桡骨软骨干之间不发生分离而骨化或尺、桡骨之间填充中胚层组织时发生尺桡骨近端无法完全分开，仍然共用同一软骨膜，形成上尺桡骨性或软骨性融合，导致上尺桡形态异常[10,14,15]。目前，本畸形发病机制仍不明确，一些患者存在阳性家族史，具有显性遗传的特点，且 CPRUS 患者 1/3 以上可以合

并其他部位的畸形，如可合并多器官畸形[16,17]，包括 Carpenter 综合征、Crouzon 综合征、Poland 综合征、Apert 综合征、Klein-felter 综合征、Williams 综合征、多关节挛缩及其他系统畸形，上肢畸形包括多指畸形、并指畸形、Madelung 畸形、腕管综合征和拇指发育不全，故大多数学者认为该病与基因突变及遗传有关[10,15,18]。Simmons[15]认为本病经常是作为某种综合征的一部分发病的或者伴有其他的发育性畸形，阳性家族史虽然有报道过，但大部分病例属于自发散发性的。

二、流行病学及诊断

Sachar[1]统计了截至 1994 年所有关于 CPRUS 的文献，发现仅报告 350 例，且以病例报告为主。男女发病比例基本一致，60% 患者双侧上肢受累，大部分患者前臂畸形固定于旋前位[15,19]。CPRUS 的诊断主要根据查体及影像学检查确定，患者前臂外形畸形，固定于旋前 80°～90° 特定位置，旋后功能消失，但手指、腕、肘关节伸屈正常。由于本病的小儿上肢活动功能尚未发育健全，且旋转功能减少或消失仅局限于前臂，该病常不能被及时发现，因此鲜有新生儿和婴儿病例报道。另外，即便在幼儿、儿童患者，早期上肢活动往往以肩部外旋、肘关节屈曲 90° 内收到身旁来代偿旋转活动，因此容易漏诊、误诊。故病情常被家长忽视，直到幼儿时期患儿开始出现明显的抓取、持物、吃饭、伸开手掌接受物品等动作障碍才被诊断[20]。体征方面可以出现腕关节的过度活动，这样可以掩饰该病前臂旋转运动的减弱，常发生在中立位或轻度旋前畸形的情况。通常有全或近全肘关节的运动范围，屈曲挛缩很少超过 30°，体检只是可以观察到一个异常提携角或缩短前臂。该病通常不会存在明显症状，疼痛通常直到十几岁，或当融合进展甚至桡骨头半脱位才出

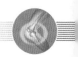

现[21]。这也是延迟临床诊断的主要原因，但它也表明前臂的功能可能是令人满意的。功能障碍主要发生在双侧病变或有重度旋前的情况。幼儿最初可能只是出现桡骨头活动减少，直到儿童或青少年时期才可能发生症状性桡骨头半脱位。因此，影像学随访是必要的。影像学检查显示尺、桡骨近端存在骨性或软骨性连接。

三、分型和手术时机

CPRUS 有多种分型，目前主要使用两种分型方法。Wilkie[22] 分型：①真性融合，融合长度 2～6 cm 伴桡骨头缺如。（图 19 - 1）②尺桡骨近端末梢融合，桡骨骨骺不受影响，此种融合与桡骨头脱位有关。另一种分型是现应用最多的 1985 年由 Cleary 和 O-mer[10] 提出的 Cleary - Omer 分型。该分型基于影像学，根据尺、桡骨近端是否存在骨性连接及桡骨头位置将先天性上尺桡融合分为四型。Ⅰ型：桡骨头位置正常，与尺骨近端有纤维性连接，融合区无骨性结构；Ⅱ型：桡骨头位置正常，与尺骨近端有骨性连接，无其他异常；Ⅲ型：尺、桡骨近端骨质骨性融合，桡骨头发育不全伴后脱位；Ⅳ型：上尺桡骨性融合，伴桡骨头前脱位。其中，Ⅲ型最为常见[23]。由于该分型直观明了，目前广泛应用于文献报道及学术交流。国内许瑞江[24] 把先天性上尺桡关节融合分为三型。Ⅰ型：即真正骨性融合型，无桡骨头轮廓，尺桡上段完全融合；Ⅱ型：桡骨头后脱位与尺骨近端融合；Ⅲ型：为纤维连接，表现为旋后障碍，X 线表现无异常，易漏诊。以上3 种分型方法是在平片的基础上总结出来的，有时候对手术策略的选择还是有所欠缺。Karatosun 等[25] 通过常规行 CT 检查发现部分患者的前臂旋转障碍是尺骨近端的外生性骨赘引起的，此类病例通过手术切除多余的骨赘便可以获得较好的前臂旋转功能。因此，他强调 CT 检查在 CPRUS 诊断和手术

策略选择上具有重要作用。但也有学者认为各分型间未见明显前臂功能差异，故是否行手术治疗应不仅基于影像学分型，还应取决于患肢功能障碍的程度及是否双侧受累等多方面因素[10,20,26]。

手术时机：对于手术年龄的选择，现在普遍认为学龄前接受手术较好，Hung[27] 认为所有患者早期接受旋转截骨手术都是有利的，青春期甚至成年后可能会出现因长期畸形导致的骨赘增生及软组织挛缩，这时候的手术治疗会增加术后并发症的风险。因此，他认为 3～6 岁之间是最佳手术时机，因为在这一阶段截骨相对容易，把握性高，能确保术后尺、桡骨的充分重塑，有利于避免或减轻因前臂旋前固定而引起肩、腕等关节的长期补偿性运动疲劳而导致的病理改变，从而得到更好的手术效果。目前大部分学者认为 4～6 岁是手术最佳年龄，年幼儿童截骨愈合迅速，塑形潜力大，软组织松解容易，出现并发症少，效果较佳。

四、手术指征

随着对 CPRUS 认识的深入、手术技术的进步，治疗手段也在逐步发展。虽然近年来手术疗效逐步改善，但仍不十分满意，故术前应充分考虑患者是否存在手术指征，明确手术的必要性。手术治疗的选择决定于患者的病情和功能的需要。目前，关于 CPRUS 的手术指征仍没有达成共识。保守治疗支持者认为 CPRUS 患者往往可通过手腕和前臂旋转活动、过度的肩外展弥补他们肘关节的旋转受限。Cleary 和 Omer[10] 对 23 例患者进行了 22 年的随访，发现 96% 的患者前臂功能仅轻度受限或不受限，39% 的患者可以从事沉重的劳动密集型工作，其研究结果显示上肢功能与前臂畸形固定位置无明确关系，因此，他们认为手术指征应基于患者功能缺损的程度，而非前臂的固定畸形位置，因此大部分患者可以行非手术治疗。手

术支持者认为明显的前臂旋转畸形必须行手术治疗。

Simmons[15]探讨了功能缺损程度与前臂畸形位置的关系，对33例患者的前臂功能情况进行了研究，结果认为旋前畸形大于60°的患者的前臂功能严重受损，日常生活活动困难，应行手术治疗；而旋前畸形15°～60°则需要根据患者的需求决定；前臂在旋转中立位至轻度旋前小于15°，因有肩与腕关节的代偿，功能并无明显障碍，不需手术治疗。

而Kasten[28]对7例患者进行了三维运动分析，结果显示患肢处于中立位或中等程度的旋前位时，由于同侧肩关节、腕关节的代偿活动，日常生活受限并不明显；而旋前畸形大于60°的患者，端碗、喝水、伸手接物品等活动明显受限，手术可以帮助改善前臂功能。可见，对于明显的旋前畸形，手术是有必要的，当然手术的选择还应根据上肢功能是否双侧受累，是否主力侧受累，患者所处的社会文化环境及患者的预期等因素综合决定。屈肘90°时，前臂旋前、旋后范围均只有90°；但是在伸肘位，由于肩关节及腕关节的代偿作用，旋前可以达到135°，而旋后依然只有90°。这意味着对于旋后角度的缺失，肩、腕关节并不能起到有效的代偿作用，因此，通过手术增加旋后角度可以有效地提高上肢功能，同时肩、腕关节的代偿作用可以弥补旋前角度的缺失[29]。若患者双侧前臂均旋前畸形60°以上，或单侧极度旋前伴功能严重受损，则应手术治疗，但在手术适应证的选择上仍应更注重功能障碍程度，而非畸形程度。若在15°～60°之间，有以下情况之一均可考虑手术：患儿双侧前臂受累；一侧前臂受累，且发生在惯用手；肩、腕关节不能代偿。

五、手术方式的选择

目前，该病治疗的手术方法较多，根据是否恢复上尺桡关节的旋转功能分为融合区分离＋材料植入重建关节功能术及截骨去旋转位矫正畸形＋合适位内固定术两大类，后者又根据单次矫形的程度分为旋转截骨术及截骨后Ilizarov外固定架矫形术。因为本病并非单纯的骨性融合畸形，所以往往伴随筋膜组织挛缩、纤维方向异常、骨间膜狭窄、旋后肌异常或缺如、旋前肌挛缩。可见前臂骨软组织异常可能很广泛，以致旋转功能丧失，即使手术将尺、桡骨分离，骨间膜全部劈开，也难以获得前臂旋转功能，况且，尺、桡骨分离后易发生再融合，而且容易合并桡神经深支损伤。单纯试图切除尺、桡骨间的连接通常会导致复发。纵向切开分离骨连接，术后分离的桡尺骨近端又可重新融合在一起。挛缩的软组织也会阻止任何有意义的旋转运动。因此，除了纵向切开融合区，又有用硅胶、肌肉、筋膜脂肪瓣隔开以避免桡尺骨骨性融合的报告，但效果并不理想。无血供的筋膜脂肪瓣形成瘢痕粘连同样可使桡尺骨近端关节僵硬，丧失旋转功能，应用带蒂筋膜瓣作为植入物置入融合区是目前发展的方向。

可见，截骨去旋转矫正畸形和合适位内固定是首选。沿着尺骨边缘切开皮肤皮下，在肘肌和尺侧腕伸肌之间可确定融合骨块的位置，然后进行融合骨块的截骨和去旋转畸形，使用钢丝、螺钉、钢板等内固定将前臂固定在所需位置。去旋转矫正畸形的首选位置是什么？优势手可以固定在旋前10°～20°，对侧则固定在中立位，避免放置在旋后位。术后患者需要密切观察是否出现骨筋膜室综合征。有报道血管损害发生率达到18%，需要减少去旋转度数或筋膜切开减压进行处理。

（1）Kanaya术式，截骨分离融合区＋上尺桡关节的旋转功能重建术。

理论上，分离融合区并重建上尺桡关节的旋转功能是最理想的术式。但是，早期分离融合区并重建前臂旋转功能的尝试大部分因出现严重并发症及术后再融合而以失败告终[30-32]。早期是以脂肪或肌肉作为植入物，如 Dal Monte[30] 用腱膜或肌瓣作为植入物治疗 12 例 CPRUS，Miura[32] 用肘肌作为植入物治疗 8 例，术后均出现再融合，均未达到重建旋转的目的。其根本原因在于植入物未能有效地阻止再融合的发生，无法重建上尺桡关节功能，因此，该术式一直没有得到广泛的认可和开展。直到 1998 年，Kanaya 和 Ibaraki[33] 采用一种带血供的筋膜 - 脂肪移植物作为植入物改进了该术式，同时行桡骨截骨矫正桡骨头脱位。手术分为四个步骤：切开分离融合区，桡骨截骨复位桡骨头，重建挛缩软组织，置入有血供的筋膜 - 脂肪植入物至融合区。该术式防止了再融合的发生，重建了上尺桡关节功能，取得了良好的疗效。具体步骤如下：采用前后方联合入路，首先从外上髁至尺骨嵴取后侧切口，骨膜下分离肘肌并将其自尺骨剥离，同时辨别骨间返动、静脉并将其作为融合区远端的标志，然后用骨刀或磨钻分开骨性及软骨连接至融合区以远 1 cm 处。由于桡骨头的正常形态对恢复前臂旋转功能十分重要，故术中需修整桡骨头至正常形状。随后行前臂前侧 Henry 入路，暴露前臂近端，剥离尺骨上残余的肱二头肌肌腱止点。

术中需注意分辨并保护肱二头肌肌腱、旋后肌、肱动脉、桡动脉、桡返动静脉、正中神经及桡神经。CPRUS 患者桡骨弓角度较正常者增大，故截骨短缩桡骨可以减少桡骨弓角度，复位桡骨头可以恢复前臂旋转功能；而 Kanaya 等的研究亦证实行截骨术的患者术后前臂旋转范围较未行截骨术的患者明显增加，因此术中行桡骨截骨术、复位桡骨头十分必要。可于旋前圆肌及旋后肌附着点之间行短缩截骨，切除梯形骨块以复位桡骨头。桡骨头后脱位者行屈曲截骨术，前脱位者行伸直截骨术，术后将前臂置于旋后

20°～30°位，用 4～6 孔钛板固定截骨处。随后重建软组织以恢复前臂旋转的功能，修复关节囊并将游离的肱二头肌肌腱缝合至桡骨背侧皮质，同时将肘肌拉至前方并与肱肌肌腱缝合，最后在患肢上臂获取一块以肱深动、静脉作为供血来源且带小块皮肤的复合移植物（包括皮肤 - 筋膜 - 脂肪组织）。将移植物从前至后填充至融合区内，并将其所带肱深动、静脉与桡侧返动、静脉吻合，同时吻合移植物上的小块皮肤与背侧皮肤，以观测移植物活性。术中确定移植物的血供充分后关闭切口。术后石膏固定 3 w。

Kanaya 和 Ibaraki[33] 采用该技术治疗了 7 例患儿，术后平均可旋前 45°，旋后 26°，其中 4 例行桡骨截骨术的患者平均活动范围为 83°。Kawaguchi 等[34] 应用该术式手术治疗 1 例患者，术后总活动范围为 90°，未见相关并发症。近年来亦有学者对 Kanaya 术式进行了改良。Funakoshi 等[35] 应用带蒂骨间后脂肪移植物作为植入物治疗 2 例患者，术后活动度均为旋前 60°、旋后 10°。Kao 等[20] 应用腹股沟区游离筋膜 - 脂肪移植物作为植入物治疗 1 例患者，术后可达旋前 50°、旋后 70°。Sakamoto[36] 用 Kanaya 术式治疗 17 例患者，随访 58 个月后患肢平均活动度为 56°±20°；随后又对该术式进行了改良，对桡骨头后脱位患者改行桡骨中段短缩截骨，而非桡骨近端截骨，治疗 2 例患者术后总活动度达 80°，长期随访均取得了较好的疗效，未发生并发症。

（2）截骨去旋转位矫正畸形 + 合适位内固定术。

旋转截骨术是一种于前臂截骨后纠正前臂旋转畸形，并固定于功能位以改善前臂功能的术式。截骨后旋转矫正过程中可能会出现严重的并发症，包括矫正丢失、神经麻痹及骨筋膜室综合征[15,19,32,37,38]。为了防止这些并发症，各种不同尺桡骨旋转截骨手术方式可以有不同的临床结果。

旋转截骨可位于尺、桡骨特定平面，包括桡骨单处截骨、尺桡骨连接处截骨及尺桡骨两处截骨等多种方法：节段性截骨[27,39]、单纯桡骨截骨[15,40]、二期截骨[41,42]及一期多部位截骨[23,26,29,43]。尽管这些手术都能实现矫正前臂旋前畸形的目的，但在手术操作的难易程度、桡骨截骨愈合后的形态，以及骨筋膜室综合征及骨间背神经麻痹的发生率上，却有明显的差别。

Green 认为 Green 法尺桡骨联合部旋转截骨术是目前最可靠的手术方法，能使前臂达到较好的功能及理想的位置，而对于双侧病例，其写字侧放在满意的旋前位，对侧放在旋后 20°～35°位。这样，在肩和腕关节的功能代偿下，虽没有尺桡骨之间的旋转活动，手的前臂功能亦有很好的效果[37]。但融合区截骨需广泛剥离软组织，同时 CPRUS 患者本身存在软组织及骨间膜挛缩，故在融合区狭小空间内旋转前臂会造成术后软组织紧张，增加了神经、血管损伤风险[14,34-36,44,45]。Simmons 等[15]统计以往文献，发现矫形丢失、Volkman 缺血性挛缩、前臂短缩或成角、骨间后神经麻痹等并发症发生率达 36%。Green 和 Mital[14,37]使用此术式治疗 13 例，1 例出现缺血性挛缩再次行手术治疗。

近年来，为了解决融合区截骨并发症较高的问题，对截骨位置、长度、平面等进行了尝试，以可降低并发症发生率。郭志雄[46]对术式进行了改进，融合区截骨后短缩前臂 0.5 cm 以减少组织张力，治疗 13 例患者，平均矫形 90.7°，且术后无相关并发症或矫正角度丢失，获得了良好效果。Murase[23]于桡骨干远端 1/3 及尺骨干近端 1/3 行截骨术，克式针髓内固定后旋转前臂，长臂石膏固定，治疗 4 例患者平均矫正 65°，截骨平均愈合时间 7.5 w，除 1 例旋后矫形丢失 20°外无并发症发生。

Lin 认为，将尺、桡骨中段截断，患肢用石膏固定 10 d 后再次将患肢旋后至所需位置（单侧病变置于旋前 10°～15°，双侧畸形者，其优势侧置于旋前 20°～30°，另一侧置于旋后 20°），用管型石膏固定至愈合（6～8 w），认为这样做的优点是创伤小、可最大限度地减少血管神经受牵拉性损伤的机会。Fujimoto 等[45]采用桡骨干远端截骨、石膏外固定治疗 4 例患者，前臂平均 76°旋前畸形矫正至术后 3°旋前位，未出现并发症。Ramachandran 等[26]采用桡骨远端及尺骨中段旋转截骨、Ilizarov 固定针尺骨髓内固定治疗 6 例，前臂平均 68°旋前畸形矫正至术后 10°旋后位。Hung[27]采用尺骨远端 1/3 与桡骨近端 1/3 短缩截骨（约 1.5 cm）、克式针髓内固定治疗 34 例，术前前臂固定于旋前 65°～85°位（主力侧平均为 82°、非主力侧平均为 74°），术后矫正至旋前 0°～30°位（主力侧平均为 6°、非主力侧平均为 10°）。而与之相反，Hwang 报告了一组 25 例一期行尺骨近端 1/3 旋转截骨和桡骨远端 1/3 旋转截骨的先天性桡尺骨融合患者，矫正从术前旋前 47°到术后旋后 27°[43]。Shingade[29]采用尺、桡骨融合远端 1 cm 处行尺骨截骨、骨干—干骺端移行处行桡骨截骨、石膏固定治疗 36 例，将前臂平均 56.3°±13.7°旋前畸形矫正至术后 27.2°±4.1°旋后位。文献中大部分患者达到术前计划的功能位，且术后并发症较融合区截骨明显减少，体现了骨干截骨的优越性。

同时，Ezaki 和 Oishi[39]也强调对儿童患者行截骨术时应尽可能保留骨膜，发挥骨膜的潜能。旋转截骨术可矫正前臂畸形至功能位，但前臂的最佳固定位置一直存在争议。Green 和 Mital[14]认为肩关节的内旋、屈曲和外展活动可以代偿前臂旋前功能的丢失，因此对于双侧受累者，主力侧前臂的最佳位置为旋前 30°～45°，非主力侧为旋后

20°～35°；而单侧受累者则应将前臂置于旋后 10°～20°。

本手术方法简单、实用，截骨后置于适宜的功能位，虽然尺桡骨之间没有自主活动，但通过腕、肩关节功能的代偿，前臂仍可有较好的功能。手术中应注意在骨膜下截骨，以免损伤桡神经深支即骨间后神经。截骨应在尺桡骨融合部及以远进行，截骨平面不宜过高，以免损伤尺骨冠突。旋转截骨后患肢应纠正到最适宜的功能位，单侧病例应置于旋前 10°～15°，两侧性的病例其写字的右侧应放在满意的旋前位，对侧放在旋后 20°～35°位。旋转截骨后应放松止血带，观察患肢血液循环，如有血液循环障碍，应适当减少旋转角度，以免发生缺血性肌挛缩。而 Ogino 和 Hikino[19] 则认为最佳位置的确定应考虑腕关节的代偿活动，手掌最大旋后时应能处于 90°位，因此对于单侧受累或双侧受累患者的非主力侧肢体，前臂应置于中立位至旋后 20°位；而对于双侧受累患者的主力侧肢体，手掌处于旋后 70°即可满足日常生活需要，故该侧前臂应置于中立位至旋前 20°位。近年的文献对此一直存在不同看法，提出了多种前臂固定的位置[23,26,27,29,39,45]。

（3）Ilizarov 技术。Ilizarov 技术是通过 Ilizarov 外固定架逐步矫正前臂畸形，使前臂固定于功能位，适用于旋转畸形角度过大的患者。

Simmons[15] 认为，当旋转矫形大于 85°时应分二期手术完成，以减少神经、血管并发症。故对于此类患者，应用 Ilizarov 技术更加安全、微创。Ilizarov 外固定架矫形术中只需有限的软组织暴露，有效地避免了手术造成神经、血管损伤的风险；同时，由于矫形时间长，单次矫形度数小，因此亦减少了急性神经、血管牵拉损伤的可能。Rubin[47] 治疗 2 例患者，平均矫形 115°。Bolano[48] 报告了 1 例旋前畸形固定于 150°位的患者，融合区截骨后应用 Ilizarov 外固定架

矫形，首次矫正 60°，随后依照每天 4°持续矫形 1 个月，最终使前臂达到中立位，且并发症只出现了针道感染，口服抗生素后治愈。上述报道均证实了应用 Ilizarov 技术矫正 90°以上畸形的优势。

手术治疗大于 85°的 CPRUS 是极其困难的，可能出现显著并发症，包括血管损伤和强直复发[38]，怀疑骨筋膜室综合征者应予以筋膜切开减压。

六、展望

综上所述，CPRUS 是一种罕见的胚胎发育性畸形，表现为前臂畸形固定于特定位置，前臂旋转功能严重受限。目前，手术指征仍存在争议，需根据功能障碍程度、畸形程度及患者需求等因素综合考虑。手术方式主要有分离融合区重建术、旋转截骨术及 Ilizarov 技术。旋转截骨术手术操作难度低，能满足患者大部分的日常需要，但术后前臂仍处于固定位置，无法适应患肢活动度需求的变化。Ilizarov 技术适用于旋转畸形角度过大的患者，但该术式存在针道感染的风险，且矫正时间长，患者依从性差，目前应用较少。分离融合区重建术是理论上的理想术式，因为重建了前臂旋转功能，使患者能够改善同生活工作所需的各项前臂功能要求。

近年来，带血运移植物的应用也明显减少了再融合的发生，使其成为治疗 CPRUS 的有效方法，但手术难度相对较大，疗效缺乏大宗病例报道或前瞻对照研究的证实。目前，也有学者提出联合使用上述手术方式治疗 CPRUS，如纵向分离近端桡尺骨骨连合、带蒂筋膜脂肪瓣隔开、桡骨旋转截骨矫形桡骨头复位、尺骨远端截骨术、肱二头肌肌腱止点移位等术式，疗效尚需随访验证。随着新技术的诞生和应用，分离融合区重建术会不断改进完善，CPRUS 的疗效也会逐步改善。

参 考 文 献

[1] SACHAR K, AKELMAN E, EHRLICH M G. 1994. Radioulnar synostosis. Hand Clinics, 10 (3): 399 – 404.

[2] HANEL D P, PFAEFFLE H J, AYALLA A. 2007. Management of posttraumatic metadia physeal radioulnar synostosis. Hand Clinics, 23 (2): 227 – 234, vi – vii.

[3] WATSON F M JR, EATON R G. 1978. Post – traumatic radio – ulnar synostosis. The Journal of trauma, 18 (6): 467 – 468.

[4] BAUER G, ARAND M, MUTSCHLER W. 1991. Post – traumatic radioulnar synostosis after forearm fracture osteosynthesis. Archives of Orthopaedic and Trauma Surgery, 110 (3): 142 – 145.

[5] HENKET M, VAN DUIJN P J, DOORNBERG J N, et al. 2007. A comparison of proximal radioulnar synostosis excision after trauma and distal biceps reattachment. Journal of shoulder and elbow surgery / American Shoulder and Elbow Surgeons... (et al), 16 (5): 626 – 630.

[6] GARLAND D E, DOWLING V. 1983. Forearm fractures in the head – injured adult. Clinical Orthopaedics and Related Research. (176): 190 – 196.

[7] SAUDER D J, ATHWAL G S. 2007. Management of isolated ulnar shaft fractures. Hand Clinics, 23 (2): 179 – 184, vi.

[8] KELIKIAN H, DOUMANIAN A. 1957. Swivel for proximal radio – ulnar synostosis. The Journal of Bone and Joint Surgery, 39 – A (4): 945 – 952.

[9] FAILLA J M, AMADIO P C, MORREY B F. 1989. Post – traumatic proximal radio – ulnar synostosis. Results of surgical treatment. The Journal of Bone and Joint Surgery, 71: 1208 – 1213.

[10] CLEARY J E, OMER G E JR. 1985. Congenital proximal radio – ulnar synostosis. Natural history and functional assessment. The Journal of Bone and Joint Surgery, 67: 539 – 545.

[11] WANG E, WENGER D R, ZHANG L, et al. 2010. The mechanism of acute elbow flexion contracture in children with congenital proximal radioulnar synostosis. Journal of Pediatric Orthopedics, 30 (3): 277 – 281.

[12] SHINOHARA T, HOR II E, TATEBE M, et al. 1969. Painful snapping elbow in patients with congenital radioulnar synostosis: report of two cases. The Journal of Hand Surgery, 35: 1336 – 1339.

[13] ALMQUIST E E, GORDON L H, BLUE A I. 1969. Congenital dislocation of the head of the radius. The Journal of Bone and Joint Surgery, 51: 1118 – 1127.

[14] MITAL M A. 1976. Congenital radioulnar synostosis and congenital dislocation of the radial head. The Orthopedic Clinics of North America, 7: 375 – 383.

[15] SIMMONS B P, SOUTHMAYD W W, RISEBOROUGH E J. 1983. Congenital radioulnar synostosis. The Journal of Hand Surgery, 8: 829 – 838.

[16] JAFFER Z, NELSON M, BEIGHTON P. 1981. Bone fusion in the foetal alcohol syndrome. J Bone Joint Surg Br, 63B: 569 – 571.

[17] GIUFFRE L, CORSELLO G, GIUFFRE M, et al. 1994. New syndrome: autosomal dominant microcephaly and radio – ulnar synostosis. American Journal of Medical Genetics, 51: 266 – 269.

[18] FERGUSON – SMITH M A, JOHNSTON A W, HANDMAKER S D. 1960. Primary amentia and micro – orchidism associated with an XXXY sex – chromosome constitution. Lancet, 2: 184 – 187.

[19] OGINO T, HIKINO K. 1987. Congenital radio – ulnar synostosis: compensatory rotation around the wrist and rotation osteotomy. Journal of Hand Surgery (Edinburgh, Scotland). 12: 173 – 178.

[20] KAO H K, CHEN H C, CHEN H T. 2005. Congenital radioulnar synostosis treated using a microvascular free fasio – fat flap. Chang Gung Medical Journal, 28: 117 – 122.

[21] GUMA M, TEITEL A D. 1996. Adolescent

presentation of congenital radioulnar synostosis. Clinical Pediatrics，35：215－217.

[22] WILKIE D P. 1914. Congenital radioulnar synostosis. Br J Surg，1：366－375.

[23] MURASE T，TADA K，YOSHIDA T，et al. 2003. Derotational osteotomy at the shafts of the radius and ulna for congenital radioulnar synostosis. The Journal of Hand Surgery，28：133－137.

[24] 许瑞江，郝荣国，马承宜. 上尺桡骨阶段性折骨术治疗先天性尺桡骨融合. 中华小儿外科杂志，2000，21（3）：126.

[25] KARATOSUN V，GUNAL I，MANISALI M，et al. 2004. Congenital radioulnar synostosis：a case report of a probable subtype. J Orthop Sci，9：314－316.

[26] RAMACHANDRAN M，LAU K，JONES D H. 2005. Rotational osteotomies for congenital radioulnar synostosis. J Bone Joint Surg Br，87：1406－1410.

[27] HUNG N N. 2008. Derotational osteotomy of the proximal radius and the distal ulna for congenital radioulnar synostosis. Journal of Children's Orthopaedics，2：481－489.

[28] KASTEN P，RETTIG O，LOEW M，et al. 2009. Three－dimensional motion analysis of compensatory movements in patients with radioulnar synostosis performing activities of daily living. J Orthop Sci，14：307－312.

[29] SHINGADE V U，SHINGADE R V，UGHADE S N. 2014. Results of single－staged rotational osteotomy in a child with congenital proximal radioulnar synostosis：subjective and objective evaluation. Journal of Pediatric Orthopedics，34（1）：63－69.

[30] DAL MONTE A，ANDRISANO A，MIGNANI G，et al. 1987. A critical review of the surgical treatment of congenital proximal radio－ulnar synostosis. Italian Journal of Orthopaedics and Traumatology，13：181－186.

[31] DAWSON H G. 1912. A Congenital Deformity of the Forearm and Its Operative Treatment. British Medical Journal，2：833－835.

[32] MIURA T，NAKAMURA R，SUZUKI M，et al. 1984. Congenital radio－ulnar synostosis. Journal of Hand Surgery（Edinburgh，Scotland），9：153－155.

[33] KANAYA F，IBARAKI K. 1998. Mobilization of a congenital proximal radioulnar synostosis with use of a free vascularized fascio－fat graft. The Journal of Bone and Joint Surgery，80：1186－1192.

[34] KAWAGUCHI S，KITAMURA M，USUI M. 2000. Proximal radioulnar synostosis treated with a free vascularised fascio－fat graft－report of two cases. Hand Surg，5（2）：161－164.

[35] FUNAKOSHI T，KATO H，MINAMI A，et al. 2004. The use of pedicled posterior interosseous fat graft for mobilization of congenital radioulnar synostosis：a case report. Journal of Shoulder and Elbow Surgery，13（13）：230－234.

[36] SAKAMOTO S，DOI K，HATTORI Y，et al. 2013. Modified osteotomy（Kanaya's procedure）for congenital proximal radioulnar synostosis with posterior dislocation of radial head. The Journal of Hand Surgery，European Volume，39（5）：541－548.

[37] GREEN W T，MITAL M A. 1979. Congenital radio－ulnar synostosis：surgical treatment. The Journal of Bone and Joint Surgery，61：738－743.

[38] HANKIN F M，SMITH P A，KLING T F JR，et al. 1987. Ulnar nerve palsy following rotational osteotomy of congenital radioulnar synostosis. Journal of Pediatric Orthopedics，7：103－106.

[39] EZAKI M，OISHI S N. 2012. Technique of forearm osteotomy for pediatric problems. The Journal of Hand Surgery，37（11）：2400－2403.

[40] HOR II E，KOH S，HATTORI T，et al. 2014. Single osteotomy at the radial diaphysis for congenital radioulnar synostosis. The Journal of Hand Surgery，39（8）：1553－1557.

[41] DALTON J F T，MANSKE P R，WALKER J C，et al. 2006. Ulnar nonunion after osteoclasis for rotational deformities of the forearm. The

Journal of Hand Surgery，31：973－978.

［42］EL－ADL W. 2007. Two－stage double－level rotational osteotomy in the treatment of congenital radioulnar synostosis. Acta orthopaedica Belgica，73：704－709.

［43］HWANG J H，KIM H W，LEE D H，et al. 2015. One－stage rotational osteotomy for congenital radioulnar synostosis. The Journal of Hand Surgery，European Volume，40（8）：855－861.

［44］CHEN C L，KAO H K，CHEN C C，et al. 2012. Long－term follow－up of microvascular free tissue transfer for mobilization of congenital radioulnar synostosis. J Plast Reconstr Aesthet Surg，65（12）：363－365.

［45］FUJIMOTO M，KATO H，MINAMI A. 2005. Rotational osteotomy at the diaphysis of the radi-us in the treatment of congenital radioulnar syn-ostosis. Journal of Pediatric Orthopedics，25：676－679.

［46］郭志雄，甄允方，袁泉文，等. 融合部旋转短缩截骨治疗儿童先天性上尺桡骨融合. 中华骨科杂志，2012，32（12）：1151－1156.

［47］RUBIN G，ROZEN N，BOR N. 2013. Gradual correction of congenital radioulnar synostosis by an osteotomy and Ilizarov external fixation. The Journal of Hand Surgery，38（3）：447－452.

［48］BOLANO L E. 1994. Congenital proximal radio-ulnar synostosis：treatment with the Ilizarov method. The Journal of Hand Surgery，19：977－978.

（编者：梁堂钊　陈郁鲜）